编委会

主　编：褚震芳　刘文慧　郭　进

副主编：王剑飞　王　炼　赵　冰

编　委（按姓氏拼音排序）：

褚震芳　河套学院

郭　进　河套学院

刘文慧　河套学院

乔军伟　河套学院

王剑飞　巴彦淖尔市农牧业科学研究所

王　婧　河套学院

王　炼　河南牧业经济学院

赵　冰　赤峰学院

◎ 河套学院重点教材建设

（第二版）

生理学机能实验教程

褚震芳　刘文慧　郭　进　主编

厦门大学出版社　国家一级出版社
XIAMEN UNIVERSITY PRESS　全国百佳图书出版单位

图书在版编目（CIP）数据

生理学机能实验教程 / 褚震芳，刘文慧，郭进主编
. -- 2 版. -- 厦门：厦门大学出版社，2023.12
ISBN 978-7-5615-8415-6

Ⅰ．①生… Ⅱ．①褚… ②刘… ③郭… Ⅲ．①人体生
理学-实验-教材 Ⅳ．①R33-33

中国版本图书馆CIP数据核字(2023)第183657号

责任编辑　李峰伟　黄雅君
美术编辑　李嘉彬
技术编辑　许克华

出版发行　厦门大学出版社

社　　　址　厦门市软件园二期望海路 39 号
邮政编码　361008
总　　　机　0592-2181111　0592-2181406(传真)
营销中心　0592-2184458　0592-2181365
网　　　址　http://www.xmupress.com
邮　　　箱　xmup@xmupress.com
印　　　刷　厦门市金凯龙包装科技有限公司

开本　787 mm×1 092 mm　1/16
印张　15
插页　2
字数　312 千字
版次　2020 年 6 月第 1 版　2023 年 12 月第 2 版
印次　2023 年 12 月第 1 次印刷
定价　45.00 元

本书如有印装质量问题请直接寄承印厂调换

厦门大学出版社
微信二维码　　　　厦门大学出版社
微博二维码

前　言

　　党的二十大报告指出,我们要坚持教育优先发展、科技自立自强、人才引领驱动,加快建设教育强国、科技强国、人才强国,坚持为党育人、为国育才,全面提高人才自主培养质量,着力造就拔尖创新人才,聚天下英才而用之。要加快发展素质教育,转变育人方式。坚持书本学习和实践学习的统一,既让学生掌握知识,更让学生发展智慧,增长才干。要做到"两个融合",促进线上、线下平台融合,丰富形式,拓展空间和时间,实现泛在化学习。为了实现应用型人才的培养目标,本教材以生理学实验中的基本操作、基本技能和基本理论为基础,根据我院生理学实验室的现状,并参考国内高等院校生理学实验的状况和教材,共选取了 38 个实验,分成 4 个模块,即基础实验模块、模拟仿真实验模块、拓展实验模块和综合设计实验模块。

　　在编写过程中,编者结合自己的教学经验,参考国内外著名生理学实验教材的最新版本精选内容,既强调基本理论知识、基本思维方式和基本实践技能的培养,又注重体现学科的进展,使学生了解学科发展前沿状况。本教材的编写删除了一些简单且实用性差的实验,加入了模拟仿真实验模块、拓展实验模块和综合设计实验模块,有助于拓展学生的实验操作技能,提高学生的综合性实验思维能力,培养学生主动思考问题、探索问题的能力。

　　本教材的 4 个模块中,基础实验模块是生理学的理论课知识配套的实验内容,完成生理学理论知识与实践相结合的教学任务;模拟仿真实验模块将现代信息技术与实验教学深度融合,可以有效培养和训练高校学生的综合实验能力;拓展实验模块根据生理学知识和学生兴趣编写,可以拓展学生的实验技能;综合设计实验模块根据临床资料以及生理学知识范围设计,这个模块使用到多种实验技术,可以拓展学生的实验技能,培养学生的实验思维,提高学生的综合思维能力。

此次编写得到了院校领导和教师们的大力支持,在此表示衷心的感谢。

经过多次修改之后,本书渐趋完善,可以满足生理学实验课的需要。由于水平有限,书中难免有疏漏不足之处,恳请广大师生提出批评和改进意见,以便下次修订时完善和提高。

褚震芳

2023 年 7 月

目　录

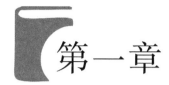

第一章

实验基础知识及技能

　　生理学机能实验是一门应用实验方法观察正常机体功能和代谢变化,并研究这些变化的机制及规律的学科。随着科学技术的发展,机能学科有了很大的发展,实验技术日趋复杂,其涉及知识也越来越广,实验教学也从单纯的验证性定性实验发展到定量实验和设计性、探索性实验。为了适应这些变化和发展,我们将生理学实验教学部分从理论课程中分离出来并进行整合,形成了综合探索性实验课程。

　　实验基础知识及基本技能是进行实验的基础,本章节介绍了生理学的基本实验基础及实验技能。

第一节　机能学实验常用的器械及使用方法

机能学实验常用器械是完成生理学实验的基础,掌握常用手术器械的正确使用方法才能有效率、有质量地完成生理学实验。以下为常用的手术器械及其用法简介(图 1-1-1和图 1-1-2)。

(1)金属探针:用于破坏蛙类脑和脊髓。

(2)锌铜弓:用金属锌和铜铆接而成,锌铜弓在极性溶液中形成回路时,锌与铜两极产生 0.5～0.7 V 的直流电压,因此可用来刺激神经或肌肉,使神经或肌肉兴奋。这种刺激仅在锌铜弓与神经或肌肉接触瞬间产生,持续接触不能使神经或肌肉兴奋。

(3)刺激电极:一般用铜或不锈钢丝制成,两极分别接刺激器输出的正极和负极。刺激电极有双极刺激电极、保护电极、锁定电极等多种。

(4)蛙心插管:有斯氏和八木氏插管两种。斯氏蛙心插管用玻璃制成,尖端插入蟾蜍或青蛙的心室,突出的小钩用于固定离体心脏,插管内充灌生理溶液。

(5)玻璃分针:用于分离神经肌肉标本等组织,因其光滑,故对组织不易造成损伤。用时应蘸少许任氏液或生理盐水。

(6)蛙心夹:使用时用一端夹住标本(如蛙心的心尖),另一端借缚线连于换能器(或杠杆),以进行标本(如心脏)活动的记录。

(7)滑轮:用来改变力的方向,多用在张力换能器与标本之间的连接。

(8)血管插管:血管插管常采用聚氯乙烯(polyvinyl chloride,PVC)管、静脉留置针、大号不锈钢注射器针头(磨去锋口),接三通和动脉测压管。动脉插管在急性动物实验时一端插入动脉,另一端接压力换能器或水银检压计,以记录血压。静脉插管插入静脉后固定,以便于记录静脉压或在实验过程中随时用注射器通过插管向动物体内注射各种药物和溶液。

(9)动脉夹:用于阻断动脉血流。

(10)气管插管:急性动物实验时插入气管,以保证呼吸通畅,或用于做人工呼吸,一端接气鼓或呼吸换能器,可记录呼吸运动。

(11)膀胱插管:用玻璃制成的插管,后接导尿管,用于引流膀胱内的尿液和测定尿的流量。

(12)麦氏浴槽:用玻璃制成的双层套管,内管放置标本和灌流液,内壁和外壁间通恒温水以保持内管中标本的恒温。

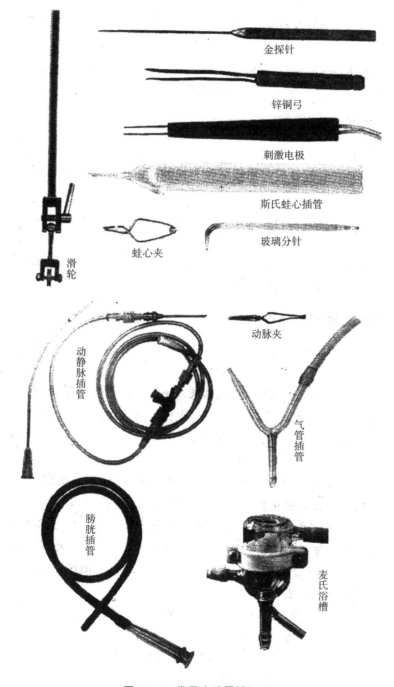

图 1-1-1 常用实验器械(一)

（13）手术刀:用于切开皮肤和脏器,不要随意用它切其他软组织,以减少出血。注意刀刃不要碰及其他坚硬物质,用毕单独存放,保持清洁干燥。手术刀刀片的装卸见图 1-1-3。常用的手术刀执刀方法有 4 种(图 1-1-4)。

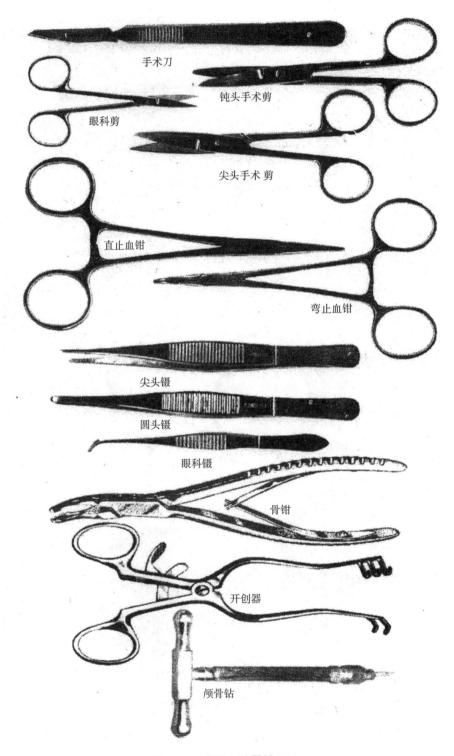

手术刀

钝头手术剪

眼科剪

尖头手术剪

直止血钳

弯止血钳

尖头镊

圆头镊

眼科镊

骨钳

开创器

颅骨钻

图 1-1-2　常用实验器械(二)

①执弓式是一种常用的执刀方法,动作范围大而灵活,用于腹部、颈部和股部的皮肤

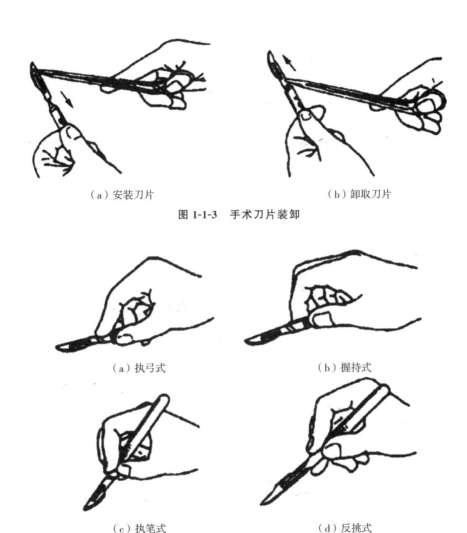

（a）安装刀片　　　　　　　　　　（b）卸取刀片

图 1-1-3　手术刀片装卸

（a）执弓式　　　　　　　　　　（b）握持式

（c）执笔式　　　　　　　　　　（d）反挑式

图 1-1-4　执刀法

切口。

②握持式用于切口范围大或用力较大的操作，如截肢、切开较长的皮肤切口等。

③执笔式用力轻柔而操作精巧，用于小而精确的切口，如眼部、局部神经、血管、腹部皮肤小切口等。

④使用反挑式时需安装适合的刀片，刀口朝上，常用于向上挑开组织，以避免损伤深部组织。

（14）剪刀：实验用剪刀有手术剪、眼科剪和普通粗剪刀，又有大小、类型（直弯、尖头、钝头）、长短之分。

①手术剪用于剪切皮肤、肌肉、血管等软组织。钝头手术剪的钝头端可插入组织间隙，分离、剪切无大血管的肌肉和结缔组织。

②眼科剪常用于剪神经、血管、包膜，如剪破血管、胆管、输尿管等以便插管。禁止用

眼科剪剪切皮肤、肌肉、骨组织。

③普通粗剪刀用来剪毛、皮肤、肌肉、骨和皮下组织。

持剪的方法：以拇指和无名指分别持剪刀柄的两环，中指放在无名指指环的外侧柄上，食指轻压在剪刀柄和剪刀口连接部（图1-1-5）。

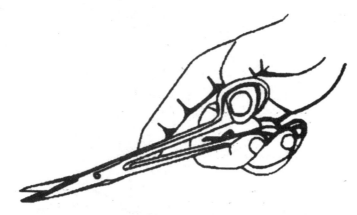

图1-1-5 剪刀持法

（15）止血钳：有大、小，有齿、无齿，直形、弯形之分。根据不同操作部位选用不同类型的止血钳。持止血钳的方法与手术剪相同（图1-1-6）。

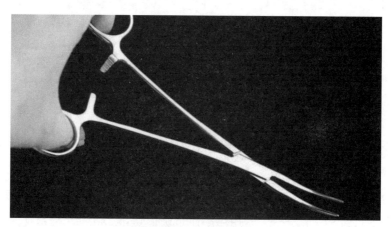

图1-1-6 止血钳持法

①直止血钳和无齿止血钳用于手术部位的浅部止血和组织分离，有齿止血钳主要用于强韧组织的止血、提拉切口处的部分等。

②弯止血钳用于手术深部组织或内脏的止血，有齿止血钳不宜夹持血管、神经等组织。

③蚊式止血钳较细小，适于分离小血管及神经周围的结缔组织，用于小血管的止血，不适宜夹持大块或较硬的组织。

（16）镊子：分有齿和无齿两类，大小长短不一，主要用于夹捏或提起组织。圆头镊子用于较大或较厚的组织及牵拉皮肤切口,眼科镊或钟表镊用于夹捏细软组织。执镊方法为以拇指对食指和中指。

(17)骨钳:先用颅骨钻钻孔,然后用骨钳咬切骨质,扩大骨孔。

(18)开创器:用于撑开手术创面。

(19)颅骨钻:用于动物开颅钻孔。

(20)组织钳:弹性大而软,尖端有细齿,对组织损伤比较小,用于皮下组织及水巾的夹持。

(21)持针器:有大小之分。持针器的头端较短,内口有槽,其使用方法如图 1-1-7 所示。

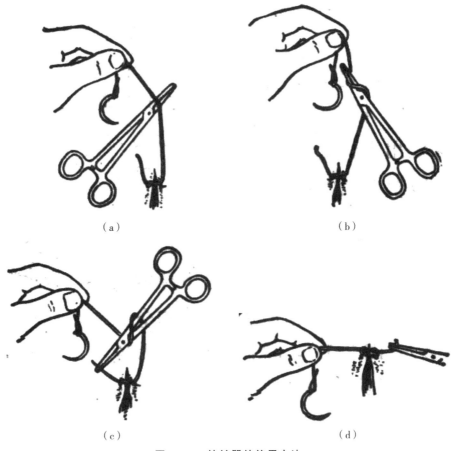

（a） （b）

（c） （d）

图 1-1-7　持针器的使用方法

(22)注射器:有可重复使用的玻璃注射器和一次性塑料注射器,容量有 0.1 mL 的微量注射器和 100 mL 的大容量注射器,常用的为 1～20 mL 的注射器,根据注射溶液量的多少选用合适容量的注射器。注射器抽取药液时应将活塞推到底,排尽针筒内的空气,安装针头,注射器针头的斜面与注射器容量刻度标尺在同一平面上,旋力压紧针头。注射器握持方法有平握法和执笔法两种(图1-1-8)。

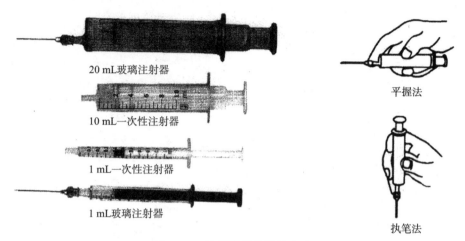

图 1-1-8　注射器及其握持方法

(23)手术台:动物实验用手术台有蛙手术台(蛙板)、兔手术台和狗手术台。

①蛙板:一般由平整的松木板制成,长宽约20 cm×15 cm,用白漆粉刷。蛙板用于固定蛙体及标本制备,可用蛙钉或大头针将蛙体或标本钉在蛙板上。有的蛙板上开有一圆孔,将蛙的肠系膜覆盖在圆孔上,可通过显微镜观察微循环(图1-1-9)。

②兔手术台:有木手术台和金属手术台,构造基本相同,固定杆用于固定兔的头部,固定钩用来固定动物的四肢。为了防止动物的体温降低,手术台的底部安装了加热装置(图1-1-10)。

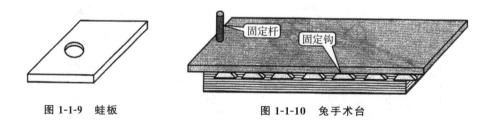

图 1-1-9　蛙板　　　　　　　图 1-1-10　兔手术台

第二节　动物实验技术

动物实验技术是进行动物实验时的各种操作技术和实验方法,如动物的捉拿、麻醉、手术及生理指标、生化测定等,也包括实验动物本身的饲养管理技术和各种监测技术等。

本章主要介绍与机能学实验相关的动物实验技术。掌握动物实验基本操作技术,并在实验中正确应用是保证实验成功的关键步骤。

一、动物实验的基本操作

(一)常用实验动物的捉拿和固定方法

1. 蟾蜍

捕捉时可持其后肢。操作者以左手食指和中指夹住动物前肢,用左拇指压住动物脊柱,右手将其双下肢拉直,用左无名指和小指夹住,此法用于毁坏蟾蜍脑脊髓。进行注射操作时,将蟾蜍背部紧贴手心,实验者用左手拇指及食指夹住蟾蜍头及躯干交界处,左手其他三指则握住其躯干及下肢(图 1-2-1)。

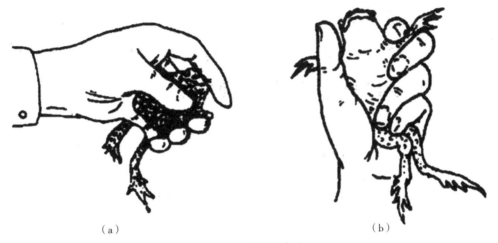

| (a) | (b) |

图 1-2-1　蟾蜍捉拿法

在捉拿蟾蜍时,注意勿挤压其两侧耳部突起的耳后腺,以免毒液射到实验人员的眼中从而引起损伤。

对蟾蜍进行手术或其他复杂操作时,则按实验需要的体位,用蛙钉或大头针将其四肢钉于蛙板上(图 1-2-2)。

2. 小鼠

捕捉时可持其尾部末端。做腹腔穿刺或测量体温时,可按下法固定:实验者以右手拇指及食指抓住其尾巴,并令其在粗糙台面上或鼠笼上爬行,轻轻向后拉鼠尾,这样小鼠四肢会紧紧抓住笼面,起到暂时固定的作用(图 1-2-3)。

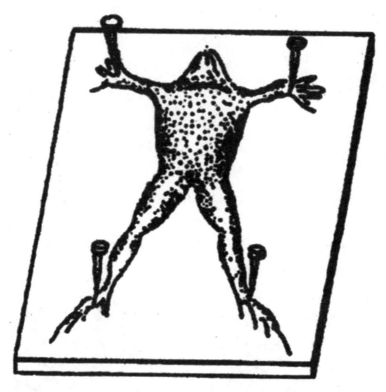

图 1-2-2　蟾蜍固定法

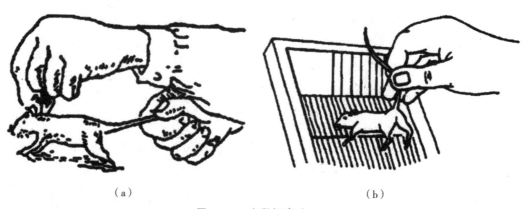

(a)　　　　　　　　　　　　　　(b)

图 1-2-3　小鼠捉拿法(一)

以左手拇指、食指沿其背向前抓住其颈部皮肤,拉直鼠身,以左手中指抵住其背部,翻转左手,使小鼠腹部向上。然后以左手无名指及小指固定其躯干下部及尾部,右手可进行其他简单实验操作(图 1-2-4)。

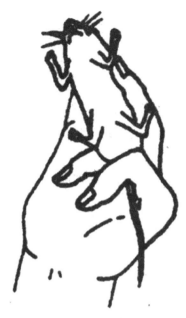

图 1-2-4　小鼠捉拿法(二)

3. 大鼠

大鼠被激怒后易咬人,所以实验前应尽量避免刺激它。捉拿时最好不用止血钳夹其皮肤,可戴纱手套或用一块布盖住后再捉拿,这样对大鼠的刺激小,并可防止被其咬伤。

对大鼠进行注射、灌胃等操作时,用右手将鼠尾抓住提起,放在较粗糙的台面或鼠笼上,抓住鼠尾向后轻拉,左手抓紧大鼠两耳和头颈部皮肤,余下三指紧捏大鼠背部皮肤。如果大鼠后肢挣扎厉害,可将鼠尾放在小指和无名指之间夹住,将整只鼠固定在左手中,右手进行操作(图 1-2-5)。

若进行手术或解剖,则应事先麻醉或处死,然后用绳缚四肢,用棉线固定门齿,将其背卧位固定在手术台上。需取尾血及尾静脉注射时,可将其固定在大鼠固定盒里,将鼠尾留在外面以供实验操作。

4. 豚鼠

豚鼠具有胆小易惊的特性,因此抓取鼠背部时,应抓住其肩胛上方,以拇指和食指环握颈部;对于体型较大或怀孕的豚鼠,抓取要求快、稳、准,先用右手掌轻轻地扣住豚鼠颈部,另一只手托住其臀部(图 1-2-5)。

5. 家兔

捕捉时以右手抓住其颈背部皮肤(不能抓两耳),轻轻把动物提起,迅速以左手托住其臀部,使动物体重主要落在抓取者的左掌心上,以免损伤动物颈部(图 1-2-6)。家兔一般不咬人,但脚爪锐利,在挣扎反抗时容易抓伤捕捉者,所以捕捉时要特别注意其四肢。此外,抓动物的耳朵、腰部或四肢易造成动物耳、颈椎或双侧肾脏的损害。

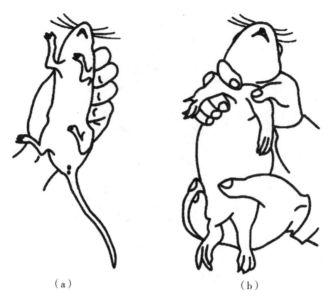

（a）　　　　　　　　　　　（b）

图 1-2-5　大鼠和豚鼠捉拿法及固定法

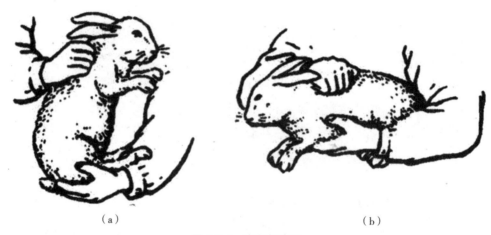

（a）　　　　　　　　　　　（b）

图 1-2-6　家兔捉拿法

　　对家兔施行手术,须将家兔固定于手术台上。多数实验采用仰卧位固定,缚绳打套结在踝关节上绑缚四肢(打活结便于解开),然后将两后肢拉直,把缚绳的另一头缠绕于家兔手术台后缘的钩子上打结固定,再将绑前肢的绳子从家兔的背部穿过,并压住其对侧前肢,交叉到兔手术台对侧的钩上打结固定。最后固定头部,兔头夹固定时先将兔颈部放在半圆形的铁圈上,再把铁圈推向嘴部压紧后拧紧固定螺丝,将兔头夹的铁柄固定在兔手术台的固定柱上(图1-2-7)。棉绳固定头部时,用一根粗棉绳钩住兔两颗上门齿,将棉绳拉直后在手术台的固定柱上绕两圈后打结固定。做颈部手术时,可将粗注射器筒垫于动物的颈下,以抬高颈部,便于操作。以上方法较适用于仰卧位固定。动物取俯卧位时(特别头颅部实验),常用马蹄形头固定器固定。

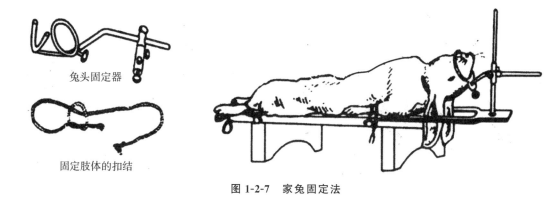

兔头固定器

固定肢体的扣结

图 1-2-7　家兔固定法

6. 猫

捉拿猫时,动作应轻慢,轻抚猫的头、颈及背部,一手抓住其颈部皮肤,另一手抓其背部。对凶暴的猫,可用套网捉拿,注意猫的利爪和牙齿,避免被其抓伤或咬伤。必要时可用固定袋将猫固定。手术时的固定方法与家兔相同。

7. 狗

(1)捉狗时,首先用狗头钳捕捉,用一长棉带(约 1 m 长)打一空结绳圈,操作者从狗背面或侧面将绳圈套在其嘴面部,迅速拉紧绳结,将绳结打在上颌,然后绕到下颌再打一个结,最后将棉带引至后颈部打结并把带子固定好,防止其挣脱。也可用狗头钳捕捉后,直接进行腹腔麻醉。当动物麻醉后,应立即解绑,尤其是用乙醚麻醉时更应特别注意。因狗嘴被捆绑后,动物只能用鼻呼吸,如此时鼻腔有大量黏液填积,可能会造成窒息。

(2)头部固定麻醉后,将动物以仰卧位或俯卧位固定在手术台上。仰卧便于进行颈、胸、腹、股等部的实验,俯卧便于进行脑和脊髓实验。固定狗头可用特别的狗头夹。狗头夹为一圆铁圈,圈的中央横有一根铁条和固定弧圈,固定弧圈与一螺杆相连,下面有一根平直铁条并可抽出。固定时先将狗舌拽出,将狗嘴伸进铁圈,再将平直铁条插入上下颌之间,然后下旋螺杆,使固定弧圈在鼻梁上(俯卧位固定时)或下颌上(仰卧位固定时)。铁圈附有铁柄,用于将狗头夹固定在手术台上。

(3)头部固定后,再固定四肢。先用粗棉绳的一端缚扎于踝关节的上方。将两后肢左右分开,将棉绳的另一端分别缚在手术台两侧木钩上,而前肢须平直放在躯干两侧。将缚左右前肢的两根棉绳从狗背后交叉穿过,压住对侧前肢小腿,分别缚在手术台两侧的木钩上。

(二)实验动物性别的辨别

1. 蟾蜍

雄性者背部有光泽,前肢的大趾外侧有一直径约 1 mm 的黑色突起——婚垫,捏其背部时会叫,前肢多半呈曲环钩姿势;雌性者无上述特点。

2. 小白鼠

雄性者外生殖器与肛门之间的距离长,两者之间有毛生长;雌性者外生殖器与肛门之间的距离短,两者之间无毛,能见到一条纵行的沟(图 1-2-8)。此辨别方式亦适用于大白鼠。

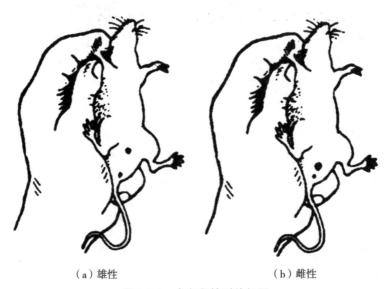

（a）雄性　　　　　　　　　　　（b）雌性

图 1-2-8　大白鼠性别特征图

3. 家兔

雄性者可见阴囊及其内之睾丸,有突出的外生殖器,雌性者无上述特征。

（三）实验动物的编号

为了分组和辨别的方便,常需要给实验动物编号。动物实验中,常用的编号标记有染色法、挂牌法、烙印法 3 种方法。

1. 染色法

染色法是用化学药品涂染动物体表一定部位的皮毛,以染色部位、染色颜色不同来标记区分动物的方法。

(1)常用染色剂:

①3%～5%苦味酸溶液,黄色。

②0.5%中性红或品红溶液,红色。

③20%硝酸银溶液,咖啡色(涂上后需在日光下暴露 10 min)。

④煤焦油乙醇溶液,黑色。

(2)染色编号方法:此法对白色毛皮动物,如兔、大白鼠和小白鼠都很实用,常用的染色方法有：

①直接用染色剂在动物被毛上标号码。此法简单，但如果动物太小或号码位数太多，就不能采用此法。

②用一种染色剂染动物的不同部位。惯例是先左后右（也可先右后左），从上到下；顺序为左前腿 1 号，左腹部 2 号，左后腿 3 号，头部 4 号，腰部 5 号，尾根部 6 号，右前腿 7 号，右腹部 8 号，右后腿 9 号，10 号不染（图 1-2-9）。

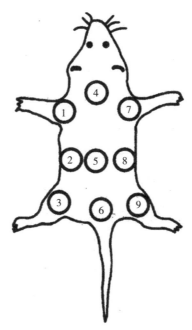

图 1-2-9　小鼠背部编号法

③用多种染色剂染动物的不同部位。可用另一种颜色作为 10 位数，照②法染色，配合③法，可编到 99 号。例如要标记 13 号，就可以在左前腿涂上 0.9％品红（红色），左后腿涂上 3％苦味酸（黄色）。

染色法虽然简单方便，又不给动物造成损伤和痛苦，但这种标记法对慢性实验不适用。因为时间久后，颜色会自行消退，加之动物之间互相摩擦，动物舔毛，尿、水浸湿以及动物自然换毛脱毛，容易造成混乱。

2. 挂牌法

将编号烙压在金属牌上，挂在动物身上或笼门上以示区别。

狗的号码牌挂在颈链绳上最好。豚鼠可挂在耳朵上，挂时应注意避开血管，将金属小牌直接穿过耳郭折叠在耳部。但挂牌会使动物感到不适，动物会用前爪搔抓金属号牌而致耳部损伤。金属牌应由不易生锈、对动物局部组织刺激较小的金属制造。

（四）常用给药方法

机能学实验中,无论是急性动物实验还是慢性动物实验,都需要对实验动物进行处理,用药物对实验动物进行处理是一种常规方法。对实验动物进行药物处理涉及给药方法。现介绍在机能学实验中常用的一些给药方法。

较常见的给药方法有摄取法给药、注射法给药、涂布法给药和吸入法给药,其中前两种方法较为常用。

在急性实验中所进行的各种注射,一般无须无菌操作。做慢性动物实验时,应根据给药途径选择无菌操作。

1. 经消化道给药法

（1）自动摄取法:把药物放入饲料或溶于动物饮水中让动物自动摄取。此法的优点是操作简便,不会因操作而损伤动物。由于不同个体因各种原因其饮水和摄食量有差异,因此摄入的药量难以控制,不能保证剂量准确。饲料和饮水中的药物容易分解,难以做到平均添加。该方法一般适用于对动物疾病的防治或某些药物的毒性实验,复制某些与食物有关的人类疾病动物模型。

（2）喂药法:如药物为固体,对体形较大的动物如豚鼠、兔、猫和狗,可用喂药法给药。将动物抓取固定好,操作者的左手拇指、食指压迫动物颌关节处或其口角处,使口张开,用镊子夹住药物,放进动物舌根部,然后闭合其嘴,使动物吞咽药物。

对于不温顺的猫,可将其固定在猫固定袋里操作。给狗喂药,先用狗头钳固定其头部,用粗棉带绑住狗嘴,操作者用双手抓住狗的双耳,两腿夹住狗身固定,然后解开绑嘴绳,由另一操作者用木制开口器将狗舌压住,用镊子夹住药物从开口器中央孔放入狗嘴,置舌根部,然后迅速取下开口器,使动物吞下药物。给药前可先用棉球蘸水湿润动物口腔,以利于吞咽药丸。

（3）灌胃给药法:灌胃给药能准确掌握给药量、给药时间并及时发现和记录药效出现时间与过程。但灌胃操作会对动物造成损伤和心理影响。熟练的灌胃技术可减轻对动物的损伤。

小动物灌胃用灌胃器,灌胃器由注射器和灌胃管构成,用尖端磨平后稍加弯曲的注射器针头制成灌胃管。小鼠的灌胃管长 4～5 cm,直径约 1 mm（10～12 号针头）;大鼠的灌胃针长 6～8 cm,直径约 1.2 mm（12～14 号针头）。胃管插入深度大致是从口腔至最后一根肋骨后缘,成年动物插管深度一般是:小鼠 3 cm、大鼠 5 cm、家兔 15 cm、犬 20 cm。

①小鼠灌胃法:左手拇指和食指捏住小鼠颈背部皮肤,无名指或小指将尾部紧压在手掌上,使小鼠腹部向上,右手持灌胃器经口角将灌胃管插入口腔。用灌胃管轻压小鼠上腭部,使口腔和食管成一直线,再将灌胃管沿上腭缓缓插入,达预定深度,如稍感有阻力且动物无呼吸异常,可将药注入（图 1-2-10）。如动物挣扎厉害、憋气,就应抽出重插。

若灌胃管插入气管,动物立即死亡。药液注完后轻轻退出胃管,操作宜轻柔,以防损伤食管及膈肌。灌注量为 $0.1\sim0.3$ mL/10 g 体重。

②大鼠灌胃法:一只手的拇指和中指分别放在大鼠的左右腋上,食指放于颈部,使大鼠伸开两前肢,握住动物(图 1-2-10)。灌胃法与小鼠相似。插管时,为防止插入气管,应先回抽注射器针芯,无空气抽回说明不在气管内,即可注药。灌注量为 $1\sim2$ mL/100 g 体重。

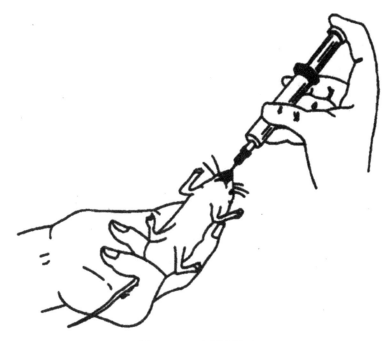

图 1-2-10　大鼠灌胃法

③豚鼠灌胃法:操作者以左手从动物背部把后肢伸开,握住腰部和两后肢,用右手拇指、食指夹持两前肢。另一操作者右手持灌胃器沿豚鼠上腭壁滑行,插入食管,轻轻向前推进(5 cm)插入胃内。

插管时亦可用木制或竹制的开口器,将 9 号导尿管穿过开口器中心的小孔插入胃内。将导管一端置于水杯中,若有连续气泡,说明插入呼吸道,应立即拔出重插;如无气泡,即插入胃内。可注入药物,注药完毕后再注入生理盐水 2 mL,以保证给药剂量的准确。灌胃完毕后,先退出胃管,后退出开口器。拔插管时,应慢慢抽出,当抽到近咽喉部时应快速抽出,以防残留的液体进入咽喉部,返流入气管。灌胃量每次 $4\sim7$ mL。

④兔灌胃法:用兔固定箱,可一人操作。如无固定箱,则需两人协作进行,一人坐好,腿上垫好围裙,将兔的后肢夹于两腿间,左手抓住双耳,固定其头部,右手抓住其两前肢。另一人将开口器横置于兔口中,把兔舌压在开口器下面,将 9 号导尿管自开口器中央的小孔插入,慢慢沿上腭壁插入 $15\sim18$ cm(图 1-2-11)。插管完毕,将胃管的外口端放入水

杯中,切忌伸入水中过深。如有气泡从胃管逸出,说明胃管在气管内,应拔出重插。如无气泡逸出,则可将药推入,并以少量清水冲洗胃管,以保证给药剂量的准确。灌胃完毕后,先退出胃管,后退出开口器。灌胃量每次80~150 mL。

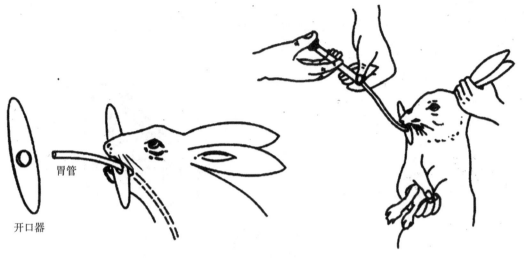

图 1-2-11   兔灌胃法

⑤狗灌胃法:给狗灌胃时,用狗头钳捕捉狗,一人坐姿,将狗的后肢夹于两腿间,左手抓住双耳,固定其头部,右手抓住其两前肢。另一人将开口器横置于狗口中,将狗舌压在开口器下面,将12号导尿管自开口器中央的小孔插入,慢慢沿口腔上腭壁插入食管约20 cm即可入胃内。其余过程与兔灌胃法相同。灌胃量每次200~500 mL。

⑥经直肠给药:根据动物大小选择不同的导尿管,在导尿管的头部涂上凡士林,使动物取蹲位,一操作者以左臂及左腋轻轻按住动物的头部及前肢,用左手拉住动物尾巴以暴露肛门,右手轻握后肢。另一操作者将导尿管缓慢送入肛门,插管深度以7~9 cm为宜。药物灌入后,取生理盐水将导尿管内的药物全部冲入直肠内,然后将导尿管在肛门内保留一会儿再拔出。

2. 注射法给药

(1)皮下注射法:在准备注射部位的皮肤后,左手将注射部位附近的皮肤提起,右手握住注射器,斜向刺入。刺入后左手放开皮肤,先用左手将针芯回抽,若无血液流入注射器则表明并未刺伤血管,则可将注射器针芯徐徐推进,将预定剂量的药物注入。若注射针头已刺伤血管,则应将针头拔出,重新注射。

①小鼠:用左手拇指和中指将小鼠颈背部皮肤轻轻提起,食指轻按其皮肤,使其形成一个三角形小窝,右手持注射器从三角窝下部刺入皮下,轻轻摆动针头,如易摇动则表明针尖在皮下,回抽无血后可将药液注入。针头拔出后,以左手在针刺部位轻轻捏住皮肤片刻,以防药液流出。大批动物注射时,可将小鼠放在鼠笼盖或粗糙平面上,左手拉住尾

部,小鼠自然向前爬动,此时右手持针迅速刺入背部皮下,推注药液。注射量为 $0.1\sim$ 0.3 mL/10 g体重。

②大鼠:注射部位可选取背部或后肢外侧皮下,操作时轻轻提起注射部位皮肤。将注射针头刺入皮下,一次注射量约为 1 mL/100 g 体重。

③豚鼠:注射部位可选用两肢内侧、背部、肩部等皮下脂肪少的部位。通常在大腿内侧,注射针头与皮肤成 45°的方向刺入皮下,确定针头在皮下后推入药液。拔出针头后,拇指轻压注射部位片刻。

④兔:注射方法参照小鼠皮下注射法。

(2)腹腔注射法:动物腹部向上固定,腹腔穿刺部位一般在腹白线偏左或偏右的下腹部。

①小鼠:左手固定动物,使鼠腹部面向捉持者,鼠头略朝下。右手持注射器进行穿刺,注射针与皮肤面成 45°刺入腹肌,针头刺入皮肤后进针 3 mm 左右,当感到落空感时表示已进入腹腔,回抽无肠液、尿液后即可注射(图 1-2-12)。注射量 $0.1\sim0.2$ mL/10 g体重。应注意切勿使针头向上注射,以防针头刺伤内脏。

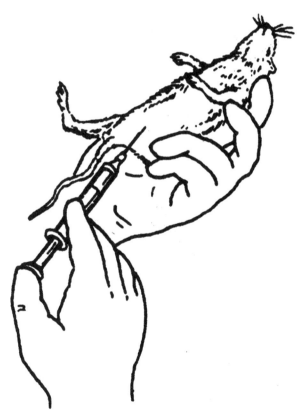

图 1-2-12　小鼠腹腔注射法

②大鼠、豚鼠、兔、猫等皆可参照小鼠腹腔注射法。但应注意家兔与猫在腹白线两侧注射,离腹白线约 1 cm 处进针。大鼠注射量 1～3 mL/100 g 体重。

(3)肌肉注射法:主要用于注射不溶于水而悬于油或其他剂型中的药物。肌肉注射应选择肌肉发达、血管丰富的部位,如大鼠、小鼠和豚鼠的大腿外侧缘,家兔、猫、犬、猴的臀部或股部。注射时固定动物,剪去注射部被毛,与肌肉层组织接触面成 60°刺入注射器针头,回抽针芯无回血后注入药液(小动物可免回抽针芯)。注射完毕后用手轻轻按摩注射部位,促进药液吸收。

小鼠、大鼠、豚鼠一般不做肌肉注射,如需要时,小鼠一次注射量不超过 0.1 mL。

(4)静脉注射法:应根据动物的种类选择注射的血管。大鼠和小鼠多选用尾静脉,家兔多选用耳缘静脉,犬多选用后肢小隐静脉,豚鼠多选用耳缘静脉或后肢小隐静脉注射。因为静脉注射是通过血管给药,所以只限于液体药物。如果静脉注射混悬液,可能会因悬浮粒子较大而发生血管栓塞。

小鼠、大鼠多采用尾静脉注射。鼠尾静脉有 3 根,两侧及背侧各 1 根,左、右两侧尾静脉较易固定,应优先选择。注射时,先将动物固定于固定器内,可采用筒底有小口的玻璃筒、金属或铁丝网笼。将全部尾巴露在外面,以右手食指轻轻弹尾尖部,必要时可用 45～50 ℃的温水浸泡尾部或用 75%乙醇擦尾部,使全部血管扩张充血、表皮角质软化。以拇指与食指捏住尾部两侧,使尾静脉充盈明显,以无名指和小指夹持尾尖部,中指从下托起尾巴固定之。用 4 号针头,针头与尾部成 30°刺入静脉,推动药液无阻力,且可见沿静脉血管出现一条白线,说明针头在血管内,可注药。如遇到阻力较大,皮下发白且有隆起,则说明针头不在静脉内,须拔出针头重新穿刺。注射完毕后,拔出针头,轻按注射部止血(图 1-2-13)。一般选择尾两侧静脉,且宜从尾尖端开始,逐渐向尾根部移动,以备反复应用,一次注射量为 0.05～0.1 mL/10 g 体重。

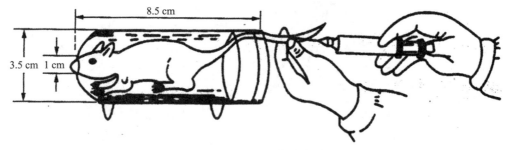

图 1-2-13　大鼠尾部注射法

对于大鼠,亦可行舌下静脉注射或把大鼠麻醉后,切开其大腿内侧皮肤进行股静脉注射;亦可行颈外静脉注射。

对于豚鼠,可选用多部位的静脉注射,如前肢皮下静脉、后肢小隐静脉、耳壳静脉或雄鼠的阴茎静脉,偶可行心内注射。一般前肢皮下静脉穿刺易成功;也可先将后肢皮肤切开,暴露静脉,直接穿刺注射,注射量不超过 2 mL。

家兔:家兔给药一般采用耳缘静脉注射。兔耳缘静脉沿耳背后缘走行。将覆盖在静脉皮肤上的兔毛仔细拔去或剪去,可用水湿润局部,将兔耳略加搓揉或用手指轻弹血管,使兔耳血流增加,并在耳根将耳缘静脉压迫,以使其瘀血而发生血管怒张。注射者用左手食指和中指夹住静脉近心端,拇指和小指夹住耳缘部分,以左手无名指和小指放在耳下作垫。待静脉充盈后,右手持注射器使针头尽量由静脉末端刺入,顺血管方向平行、向心端刺入 1～1.5 cm,放松左手拇指和食指对血管的压迫,右手试推注射器针芯。若注射阻力较大或出现局部肿胀,说明针头没有刺入静脉,应立即拔出针头;若推注阻力不大,可将药物徐徐注入。注射完毕后,与血管平行地将针头抽出,随即以棉球压迫针眼,止血。实验过程中需反复静脉给药,也可不抽出针头,用动脉夹将针头与兔耳固定,换一装有肝素生理盐水的注射器接上,防止血液流失和凝血,以备下次注射时使用。

狗:用狗头钳夹住狗颈部,将其压倒在地并固定好,剪去前肢或后肢皮下静脉部位的被毛(前肢多取内侧的头静脉,后肢多取外侧面的小隐静脉),用碘酒消毒,在静脉近心端用胶管绑扎或用手捏紧,使血管充盈,针头自远心端向心刺入血管,待回抽有血后,松开绑扎的胶管,缓缓地注入药液。

(5)淋巴囊注射法:蛙及蟾蜍常经淋巴囊给药。它们有数个淋巴囊,在该处注射,药物易吸收。一般多以腹淋巴囊作为注射部位,将针头先经蛙后肢上端刺入,经大腿肌肉层,再刺入腹壁皮下腹淋巴囊内,然后注入药液。这种注射方法可防止拔出针头后药液外溢。注射量为 0.25～1.0 mL。

3. 涂布法给药

涂布皮肤方法给药主要用于鉴定药物经皮肤的吸收作用、局部作用或致敏作用等。药液与皮肤接触的时间可根据药物性质和实验要求而定。

(五)动物被毛的去除法

对动物进行注射、手术、皮肤过敏试验前,应先去除手术部位或试验局部的被毛。常用的除毛法有下列几种:

1. 拔毛法

将动物固定好后,用食指和拇指将要暴露的部位的毛拔去。此法一般用来暴露采血点或动、静脉穿刺部位,如兔耳缘静脉和鼠尾静脉采血法,就需拔去顺静脉走行方向的被毛。拔毛不但暴露了血管,而且可刺激局部组织,起到扩张血管、利于操作的作用。

2. 剪毛法

将动物固定好后,用水润湿要剪去的被毛,备冷水一杯,用来装剪下的被毛,以免被毛到处飞扬。然后用剪刀紧贴动物皮肤剪毛。剪毛过程中要特别小心,切不可提起被毛,以免剪伤皮肤。这种方法适用于暴露中等面积的皮肤。做家兔和狗的颈部手术以及家兔的腹部手术时常采用这种除毛法。

3. 剃毛法

将动物固定好后,用刷子蘸温肥皂水将所要暴露部位的被毛浸湿,剪去被毛,然后用剃毛刀顺被毛倒向剃去残余被毛。这种除毛法最适用于暴露外科手术区。剃毛时用手绷紧动物皮肤,不要剃破皮肤。剃毛刀除专用的外,也可用半片剃胡刀片夹在有齿止血钳上代替。刀片要用新的,钝刀片不仅不方便剃毛,还很容易损伤动物皮肤。

4. 脱毛法

脱毛法是指用化学脱毛剂脱毛。常用的脱毛剂配方有:

配方 1:硫化钠 8 g 溶于 100 mL 水中。

配方 2:硫化钠 3 份、肥皂粉 1 份、淀粉 7 份,加水调成糊状软膏。

配方 3:硫化钠 10 g、生石灰 15 g,加水 100 mL。

用脱毛剂前,需剪去脱毛部位的被毛,以节省脱毛剂。切不可用水浸润被毛,否则脱毛剂会顺被毛流入皮内毛根深处,损伤皮肤。应将动物放在凹型槽等容器内,以免脱毛剂及洗毛水四处流淌。用镊子夹棉球或纱布团蘸脱毛剂涂抹在已剪去被毛的部位,等 3～5 min 后,用温水洗去脱下的毛和脱毛剂。操作时动作应轻柔,以免脱毛剂沾在实验操作人员的皮肤黏膜上,造成不必要的损伤。脱毛剂配方 1 和配方 2 适用于给家兔和啮齿类动物脱毛,配方 3 适用于给狗脱毛。

二、实验动物的麻醉

进行在体动物实验时,宜使用清醒状态的动物,这样会更接近生理状态;有的实验则必须使用清醒的动物。但在某些动物实验中,各种强刺激(疼痛)持续地传入大脑皮质,会引起大脑皮质的抑制,使其对皮质下中枢的调节作用减弱或消失,致使机体生理机能发生障碍,甚至发生休克或死亡。另外,许多实验动物性情凶暴,容易伤及操作者。因此,在某些动物实验中,动物的麻醉是必不可少的。

实验动物的麻醉就是用物理的或化学的方法,使动物全身或局部痛觉暂时消失或迟钝,以利于进行实验。

动物的麻醉与人类的麻醉有不同之处,特别是在麻醉毒性、不良反应、使用剂量等方面与人类存在差别,不能完全通用。

动物麻醉的方法有全身麻醉、局部麻醉、针刺麻醉、复合麻醉、低温麻醉等。一般实验室大都采用全身麻醉和局部麻醉。

麻醉剂的种类较多,作用原理也各不相同,它们除了能抑制中枢神经系统外,还可引起其他一些生理机能的变化。所以,需根据动物的种类和实验手术的要求加以选择。麻醉必须适度,过浅或过深都会影响手术或实验的进程和结果。

（一）常用麻醉剂

麻醉剂按其使用方法分为局部麻醉剂与全身麻醉剂两大类。前者常用于浅表或局部麻醉（如1％普鲁卡因局部浸润麻醉、0.1％丁卡因黏膜喷洒麻醉等），后者又分为挥发与非挥发性麻醉剂两类。挥发性麻醉剂（如乙醚等）作用时间短，麻醉深度易掌握，动物麻醉后苏醒快，但麻醉过程中要随时注意动物的反应，防止麻醉过量或过早复苏。非挥发性麻醉剂（如乌拉坦、巴比妥、氯醛糖等）作用时间较长，且不一定要专人照管，但苏醒慢，不易掌握麻醉深度。

1. 氨基甲酸乙酯

氨基甲酸乙酯（urethane）又名乌拉坦、乌来糖、脲酯。氨基甲酸乙酯可导致较持久的浅麻醉，对呼吸无明显影响，常用于兔、猫、狗、蛙等动物的麻醉。氨基甲酸乙酯对兔的麻醉作用较强，是家兔急性实验常用的麻醉剂；对猫和狗则起效较慢；可诱发大鼠和兔产生瘤，需长期存活的慢性实验动物最好不用它麻醉。氨基甲酸乙酯易溶于水，使用时可配成20％～25％的溶液。优点：价廉，使用简便，一次给药可维持4～5 h，且麻醉过程较平稳，动物无明显挣扎现象。缺点：苏醒慢，麻醉深度较难掌握。

2. 氯醛糖

氯醛糖（α-chloralose）溶解度较小，常配成1％的水溶液。使用前须先在水浴锅中加热，使其溶解，但加热温度不宜过高，以免降低药效。本药的安全性较高，能导致持久的浅麻醉，对植物性神经中枢的机能无明显抑制作用，对痛觉的影响也极微小，故特别适用于进行要求保留生理反射（如心血管反射）或研究神经系统反应的实验。

3. 氯醛糖＋氨基甲酸乙酯混合麻醉剂

1 g氯醛糖和10 g氨基甲酸乙酯，分别用少量0.9％ NaCl溶液加温助溶后再混合，然后加0.9％ NaCl溶液至100 mL。氯醛糖加温过高可降低药效。静脉注射剂量为5 mL/kg混合液，氯醛糖＋氨基甲酸乙酯混合麻醉剂常用于中枢性实验，如大脑皮质诱发电位等。

4. 巴比妥类

巴比妥类药物（barbiturate）种类很多，由巴比妥酸衍生物的钠盐组成，是有效的镇静及催眠剂，根据作用的时限可分为长、中、短、超短效作用四大类。戊巴比妥钠作用时间为3～5 h，属中效巴比妥类；硫喷妥钠作用时间仅10～15 min，属超短效巴比妥类，适用于较短时间的实验。长、中效作用的巴比妥类药物多用于动物实验抗惊和催眠，实验麻醉所使用的则属于中、短、超短效作用的巴比妥类药物。

巴比妥类药物的主要作用是阻碍冲动传到大脑皮质，从而对中枢神经系统起到抑制作用。巴比妥类药物对呼吸中枢有较强的抑制作用，麻醉过快或过深可导致呼吸肌麻痹甚至死亡，故应注意防止给药过多、过快；对心血管系统也有复杂的影响，抑制微循环可导致血压降低,直接抑制心脏的收缩功能,影响基础代谢,降低体温。故这类药物不太适用于心血管机能研究实验。

戊巴比妥钠(sodium pentobarbital)是最常用的一种动物麻醉剂,白色粉状,毒性小,作用发生快,持续时间为 3~5 h。戊巴比妥钠既可腹腔内注射,又可以静脉注射,一般用生理盐水配制成 1‰~5‰的溶液。用该药麻醉时,中型动物多为静脉给药,也可腹腔给药;小型动物多为腹腔给药。

5. 乙醚

乙醚(ether)无色透明,极易挥发,气味特殊,易燃易爆,与空气中的氧接触能产生刺激性很强的乙醛及过氧化物,应保存于暗色容器中且置阴凉处。乙醚的麻醉作用主要是抑制中枢神经系统,对其他系统影响不明。使用时会刺激呼吸道黏膜使分泌物增加,故使用乙醚麻醉时应注意使用阿托品来对抗这一作用。有呼吸道病变的动物禁用乙醚麻醉。

6. 局部麻醉剂

用于手术局部浸润麻醉可用 1‰普鲁卡因溶液,剂量按所需麻醉面的大小而定,骨髓穿刺、局部皮肤切开等均可采用。用犬做实验时,为避免动物兴奋躁动,可先给半量吗啡做皮下注射,这种局麻加全身镇静方法,实验结果受麻醉剂的影响较小,在急性实验中被广泛使用。还可采用 2.5‰普鲁卡因注射做神经封闭,脊髓麻醉可用 1‰~2‰浓度。

7. 氯乙烷

氯乙烷的特点是沸点低,在高于 12 ℃室温中即可沸腾,具有强大的挥发性,故必须装在密闭的瓶内。用时按下瓶上开关,氯乙烷迅速蒸发,皮肤急剧冷却,因而可使皮肤感觉神经末梢发生暂时性麻痹,可用于进行无痛的皮肤切开。氯乙烷获得的麻醉,不向深处扩散,与丁卡因和其代用品的麻醉比较有一定优点,对炎症组织亦能出现麻痹作用。进行黏膜麻醉时,常用 0.1‰丁卡因黏膜喷洒。

(二)麻醉方法

麻醉方法可分为全身麻醉和局部麻醉两种。

1. 全身麻醉法

全身麻醉法简称全麻。全麻可使动物意识和感觉暂时不同程度地消失,麻醉动物肌肉充分松弛,感觉完全消失,反射活动减弱。全身麻醉有吸入麻醉和注射麻醉两种,一般吸入麻醉采用挥发性麻醉剂,注射麻醉采用非挥发性麻醉剂,常用麻醉剂的给药剂量和途径见表 1-2-1。

表 1-2-1　常用麻醉剂的给药剂量和途径

药物 （常用浓度）	动物	给药途径	剂量/(mg·kg⁻¹)	作用时间及特点
乙醚	各种动物	吸入		实验过程中持续吸入， 麻醉时间由实验决定
戊巴比妥钠 （1%～5%）	犬、兔、猫、豚鼠、 大鼠、小鼠	静脉、腹腔	30、 40～50	2～4 h,中途加 1/5 量， 可持续 1 h 以上,麻醉力强， 易抑制呼吸
硫喷妥钠 （5%）	犬、兔、猫、大鼠、 小鼠	静脉、腹腔	15～20、 40	15～30 min,麻醉力强， 抑制呼吸,宜缓慢注射
氨基甲酸乙酯 （20%）	犬、兔、猫、大鼠、 小鼠、蛙、蟾蜍	静脉、 皮下或肌肉、 腹腔、 淋巴囊	750～1000、 1350、 1000～1500、 2000～2500	2～3 h,毒性小,较安全， 主要适用于小动物麻醉
氨基甲酸乙酯 （10%）+ 氯醛糖（1%）	兔、猫、大鼠	静脉、腹腔	500±50	5～6 h,安全,肌松不完全
普鲁卡因 （1%～2%）	各种动物	脊髓黏膜	视情况而定	30 min

(1)吸入麻醉法:挥发性麻醉剂或气体麻醉剂经动物呼吸道吸入体内,从而产生麻醉效果的方法。吸入麻醉剂常用的有乙醚、氟烷、甲氧氟烷、氯仿等,气体麻醉剂常用氧化亚氮、环丙烷等。以下主要介绍乙醚的吸入麻醉。乙醚可用于各种动物,尤其是时间短的手术或实验。吸入后 10～20 min 开始发挥作用。

麻醉大鼠、小鼠、豚鼠前准备好一个密封、透明的容器(可用大烧杯代替),再将乙醚与动物容器相通,也可将浸润乙醚的棉球或纱布放在密闭的容器内,再将动物放入,并注意动物的行为。开始时动物出现兴奋,进而出现抑制,自行倒下,当动物角膜反射迟钝、肌紧张降低时,即可取出动物;若动物逐渐开始恢复肌紧张(重新挣扎),则重复麻醉一次,待平静后即可进行实验。若实验时间长,可先将动物固定在实验台上,将乙醚棉球或纱布靠近其鼻部,即可开始实验。实验过程中,应注意动物的反应,适时追加乙醚吸入量,维持其麻醉深度和时间。有些非吸入麻醉的实验,在动物出现苏醒行为时,可施行乙醚吸入麻醉,维持实验的顺利进行。

乙醚用于狗麻醉时,应提前半小时给动物皮下注射吗啡(1%盐酸吗啡 0.7～1 mg/kg)和阿托品(0.1～0.3 mg/kg)。吗啡可镇静止痛,阿托品可对抗乙醚刺激呼吸道分泌黏液的作用。然后将狗嘴扎紧,以防麻醉初期动物兴奋时骚动咬人。按动物大小选用合适的麻醉口罩,并在口罩内放浸润乙醚的纱布。一人将狗按倒,用膝盖和两手固定动物的髋部及四肢。麻醉者一手握住狗的下颌以固定头部(注意防止窒息),另一手将口罩套在狗嘴上,使其吸入乙醚。动物吸入乙醚后,常先有一个兴奋加强期,动物开始挣扎,同时呼吸变得不规则,有时甚至出现呼吸暂停。此时应移开口罩,待动物呼吸恢复后,再继续吸入乙醚。随着麻醉加深,动物可出现呼吸加深和肌张力增强的现象。深呼吸时有吸入过量乙醚的危险,此时可在动物每呼吸数次乙醚后,取下口罩,使其呼吸一两次新鲜空气,则可避免这种危险。等度过这一时期后,麻醉将逐渐加深,动物呼吸渐趋平稳,肌张力逐渐降低,瞳孔缩小。出现角膜反射消失时,表示麻醉已达足够深度,可以进行手术。这时应立即解去狗嘴上的绑绳,开始手术。

给猫做乙醚麻醉时,可将其罩在特制的玻璃罩(或密闭箱等代用物)中,将浸有乙醚的脱脂棉花或纱布放入罩内。麻醉时间不可过长,以免缺氧。麻醉兔亦可用口罩法。在进行手术或实验过程中,需要持续吸入少量乙醚以维持麻醉。此时,仍可采用口罩给药。如实验中行气管切开术,则可通过气管插管用麻醉瓶滴加给药。

乙醚麻醉的优点:麻醉深度易掌握,较安全,且麻醉后动物苏醒较快。缺点:需有专人照管,在麻醉初期常出现兴奋加强现象。乙醚可强烈刺激呼吸道,促使黏液分泌增加,从而有堵塞呼吸道的危险,故需特别注意。必要时可皮下或腹腔注射阿托品(0.1~0.3 mg/kg),以减少黏液分泌。

(2)注射麻醉法:通过对动物的肌肉、腹腔、静脉等注射麻醉剂,实现麻醉的方法。注射麻醉因给药的部位不同,麻醉药物的剂量、麻醉起效时间和麻醉持续时间都有差异。一般情况下,腹腔给药与静脉给药麻醉比,用药剂量大,起效时间慢,持续时间长,但麻醉深度不易控制;静脉麻醉起效快,麻醉深度比较容易控制。

对大、小鼠和豚鼠多采用腹腔注射给药法进行麻醉;对于兔、猫和狗等动物,除腹腔给药外,还可静脉注射给药。

2. 局部麻醉法

局部麻醉指在用药局部可逆性地阻断感觉神经冲动的发出和传导,在动物意识清醒的条件下使用药局部感觉消失。局部麻醉剂一般在用药后几分钟内起效,药效维持 1 h 左右。局麻醉剂对感觉神经尤其是痛觉神经的作用时间较运动神经长。

局部麻醉方法很多,有表面麻醉、浸润麻醉和阻断麻醉等。应用最多的是浸润麻醉。

浸润麻醉:将药物注射于皮内、皮下组织或手术野深部组织,以阻断用药局部的神经传导,使痛觉消失。常用的浸润麻醉剂是 1%盐酸普鲁卡因。此药安全有效、吸收显效快,但失效也快。注射后 1~3 min 内开始作用,可维持 30~45 min。它可使血管轻度舒张,导致手术局部出血增加,且容易被吸收入血而失效。

施行局部浸润麻醉时,先把动物抓取固定好,在要进行实验操作的局部皮肤区域内用皮试针头先做皮内注射,形成橘皮样皮丘,然后换局麻长针头,由皮丘点进针,放射到皮丘点四周继续注射,直至要求麻醉区域的皮肤都浸润药物为止。再按实验操作要求的深度,按皮下、筋膜、肌肉、腹膜或骨膜的顺序,依次分别注入麻醉剂,以达到浸润神经末梢的目的。每次注射时必须先回抽,以免把麻醉剂注入血管内。需要注意的是,进针后如麻醉剂用完,又需继续用药,无须拔出针头,只需将注射器取下另抽吸麻醉剂即可。这样可减少对动物痛觉的刺激,又可减少对局部组织的损伤。

(三)麻醉操作要求

1. 麻醉的基本原则

(1)不同动物个体对麻醉剂的耐受性是不同的。因此,在麻醉过程中,除参照一般药物用量标准外,还必须密切注意动物的状态,以决定麻醉剂的用量。

(2)麻醉的深浅可根据呼吸的深度和快慢、角膜反射的灵敏度和有无四肢和腹壁肌肉的紧张性以及皮肤夹捏反应等进行判断。当呼吸突然变深变慢,角膜反射的灵敏度明显下降或消失,四肢和腹壁肌肉松弛,皮肤夹捏无明显疼痛反应时,应立即停止给药。

(3)静脉注药时应坚持先快后慢的原则,一般应先一次性推入总量的2/3,观察动物的行为,若已达到所需的麻醉深度,则不一定全部给完所有药量。动物的健康状况、体质、年龄、性别也会影响给药剂量和麻醉效果,因此,实际麻醉动物时应视具体情况对麻醉剂量进行调整,避免动物因麻醉过深而死亡。

2. 麻醉并发症和急救

(1)呼吸停止:可出现在麻醉的任何时期,如在兴奋期,呼吸停止具有反射性质。在深麻醉期,呼吸停止是延髓麻醉的结果或由麻醉剂中毒时组织中血氧过少所致。

呼吸停止的表现是胸廓呼吸运动停止、黏膜发绀、角膜反射消失或极低、瞳孔散大等。呼吸停止的初期,可见呼吸浅表、呼吸不规则。此时必须停止供给麻醉剂,先张开动物口腔,拉出舌尖到口角外,立即进行人工呼吸。可用手有节奏地压迫和放松胸廓或推压腹腔脏器使胸上下移动,以保证肺通气。与此同时,迅速做气管切开并插入气管套管,连接人工呼吸机以代替徒手人工呼吸,直至主动呼吸恢复。还可给予苏醒剂以促恢复,常用的苏醒剂有咖啡因(1 mg/kg)、尼可刹米(2~5 mg/kg)和洛贝林(0.3~1 mg/kg)等。

(2)心跳停止:吸氯仿、乙醚时,有时可于麻醉初期出现反射性心跳停止,通常是由于剂量过大。还有一种情况,就是手术后麻醉剂所致的心脏急性变性、心功能急剧衰竭而停跳。

心跳停止的到来可能无预兆。呼吸和脉搏突然消失,黏膜发绀。心跳停止时应迅速进行心脏按压,即用掌心(小动物可用指心)在心脏区有节奏地敲击胸壁,其频率相当于该动物正常心脏收缩次数。同时,向心室注射强心剂0.1%肾上腺素。

3. 补充麻醉

实验过程中如麻醉过浅,可临时补充麻醉剂,但一次注射剂量不宜超过总量的 1/5,且须经一定时间后才能补充,如戊巴比妥钠须在第一次注射后 5 min,苯巴比妥钠须在第一次注射后 30 min 以上。

4. 麻醉注意事项

(1)乙醚是挥发性很强的液体,易燃易爆,使用时应远离火源。平时应将其装在棕色玻璃瓶中,储存于阴凉干燥处,不宜放在冰箱内,以免遇到电火花时引发爆炸。

(2)麻醉剂的作用可致使动物体温缓慢下降。所以应设法保温,不使肛温降至 37 ℃以下。在寒冷季节,注射前应将麻醉剂加热至与动物体温相一致的水平。

(3)犬、猫或灵长类动物在手术前 8～12 h 应禁食,避免麻醉或手术过程中发生呕吐。家兔或啮齿类动物无呕吐反射,术前无须禁食。

三、动物实验常用生理溶液

细胞的生命活动受到它所浸浴的环境体液中各种理化因素的影响,如各种离子、渗透压、pH、温度等。无论是浸浴离体标本还是机体输液,皆需配制各种接近于生理情况的液体,称之为生理溶液(physiological solution)。生理溶液的理化性质如各种离子、渗透压、pH、温度等应与离体标本或机体的组织液相似。

(一)常用的生理溶液配制

生理溶液由无机盐、葡萄糖和水配制而成。配制生理溶液有两种方法。

(1)根据用量按表 1-2-2 计算出各成分的量,用天平称取各成分溶解于蒸馏水($CaCl_2$ 单独用一容器溶解),将溶液用蒸馏水稀释至配制量的 80% 左右,再将 $CaCl_2$ 溶液一边搅拌一边缓慢加入。

(2)按表 1-2-2 先将各成分分别配成一定浓度的基础溶液,然后按表所载分量混合,$CaCl_2$ 溶液在其他成分混合稀释后再一边搅拌一边缓慢加入。

葡萄糖应在临用时加入,加入葡萄糖的溶液不能久置,否则会发生变质。

表 1-2-2　常用生理溶液配制

成分及基础液浓度	任氏液	拜氏液	乐氏液	台氏液	克氏液	克-亨氏液	豚鼠支气管液	大鼠子宫液
NaCl/g	6.5	6.5	9.2	8.0	6.6	6.92	5.59	9.0
20%/mL	32.5	32.5	46	40	33.0	3.46	27.95	45
KCl/g	0.14	0.14	0.42	0.2	0.35	0.35	0.46	0.42
10%/mL	1.4	1.4	4.2	2.0	3.5	3.5	4.6	4.2

续表

成分及基础液浓度	任氏液	拜氏液	乐氏液	台氏液	克氏液	克-亨氏液	豚鼠支气管液	大鼠子宫液
$CaCl_2$/g 5%/mL	0.12 2.4	0.12 2.4	0.12 2.4	0.2 4	0.28 5.6	0.28 5.6	0.075 1.5	0.03 0.6
$NaHCO_3$/g 5%/mL	0.2 4	0.2 4	0.15 3	1.0 20	2.1 42	2.1 42	0.52 10.4	0.5 10
NaH_2PO_4/g 1%/mL	0.01 1	0.01 1	—	0.05 5	—	—	0.1 10	—
$MgCl_2$/g 5%/mL	—	—	—	0.1 2	—	—	0.023 0.45	—
KH_2PO_4/g 10%/mL	—	—	—	—	0.162 1.62	0.16 1.6	—	—
$MgSO_4 \cdot 7H_2O$/g 10%/mL	—	—	—	—	0.294 2.94	0.29 2.9	—	—
葡萄糖/g	—	2.0	1.0	1.0	2.0	2.0	—	0.5
pH	—	—	7.5	8.0	—	—	—	—
蒸馏水	加至 1000 mL							

(二)生理溶液的用途

各种生理溶液都有其适用的对象,实验时应根据实验对象选择合适的生理溶液。

(1)生理盐水(physiological saline):0.9%NaCl 溶液适用于哺乳类动物的输液、手术部位的湿润等;0.65%NaCl 溶液适用于蛙、龟、蛇等变温动物器官组织的湿润。

(2)任氏液(Ringer's solution):适用于蛙类动物组织器官的湿润、离体器官的灌流。

(3)拜氏液(Bayliss' solution):适用于离体蛙心。

(4)乐氏液(Locke's solution):适用于哺乳类动物的心脏、子宫等。

(5)台氏液(Tyrode's solution):适用于哺乳类动物,特别适用于哺乳类动物的小肠。

(6)克氏液(Krebs's solution):适用于哺乳类动物各种组织。

(7)克-亨氏液(Krebs-Henseleit's solution):适用于豚鼠离体气管、大鼠肝脏等。

(8)豚鼠支气管液(Thoroton's solution):适用于豚鼠离体支气管。

(9)大鼠子宫液(De-Jalon's solution):适用于离体大鼠子宫。

四、实验动物手术

动物实验除从动物的体表探测生物信号外,常常需从动物体的深部或将其器官组织取出体外进行生物信号的探测和记录。通过手术的方法将探测装置放置于动物的体内深部或获取动物的器官组织是机能学实验的基本方法和技术。手术质量直接关系到实验结果的可靠性和实验的成败,实验者应高度重视动物手术环节并熟练掌握实验动物的基本手术方法和技术。

(一)术前准备

1. 理论准备

术前应查阅资料,熟悉手术部位的解剖结构,了解麻醉、手术方法及应急措施,制定手术方案和手术材料清单。

2. 材料准备

根据手术清单准备下述材料。

(1)动物准备:准备合适的笼具放养动物,术前使动物保持安静。必要时对动物进行清洁消毒处理。犬、猫或灵长类动物,术前 8～12 h 应禁食,避免麻醉或手术过程中发生呕吐。家兔或啮齿类动物无呕吐反射,术前无须禁食。

(2)器械准备:根据手术要求准备手术刀、手术剪等手术器械及动物实验专用的头夹、玻璃分针、动脉夹、颅骨钻、骨钳等。器械准备要充分、完整,避免临时找器械而延误手术进程。

(3)药品准备:麻醉剂、生理盐水、肝素、急救药、消毒及抗菌药物等实验药品和试剂。

(4)其他准备:手术台、手术灯、立体显微镜(解剖显微镜)、纱布、棉球、绑带、手术线、棉线、骨蜡等。

(5)仪器准备:仪器应在术前连接、调试完毕,处于待机状态,人工呼吸机备用。

(二)手术

(1)麻醉动物。按实验要求麻醉动物。

(2)固定动物。动物被麻醉后,动物的肢体会呈现软弱无力和角膜反射减弱或消失。此时可将动物四肢套上(活扣)绑带,以仰卧或俯卧位将动物固定于手术台上。

(3)备皮。选定手术部位,左手绷紧皮肤,用粗剪刀紧贴皮肤,将手术部位及其周围的被毛剪去(不可用手提起被毛,以免剪破皮肤)。

(4)皮肤切开。选好切口部位和范围,必要时做上标志。切口的大小,既要便于实验操作,又不可过大。术者先用左手拇指和另外四指将预定切口上端两侧的皮肤绷紧固定,右手持手术刀,以适当的力量,一次切开皮肤和皮下组织,直至肌层表面。手术切口较大时,也可以用止血钳提起皮肤,用手术刀或手术剪切一小口,从切口处用止血钳分离皮肤和皮下组织,再用钝头手术剪剪开所需长度的皮肤。

（5）组织分离。根据实验需要从浅部向深部逐一分离组织。结缔组织用止血钳或玻璃分针做钝性分离。做肌肉分离时，若肌纤维走行方向与切口方向一致，可剪开肌膜，用玻璃分针顺肌纤维方向钝性分离至所需长度，将肌肉逐块分离，否则用两把止血钳夹住肌肉或用线做双结扎从中横行切断。用止血钳或玻璃分针分离血管，分离神经最好采用玻璃分针。

（6）结扎。在切除组织，切断神经、血管时，应先用手术线做双结扎，而后在两结扎处的中间切除组织或切断神经、血管。

（7）止血。在手术过程中必须注意及时止血。微血管渗血可用温热盐水纱布压迫止血。不可揩擦组织，以防组织损伤和血凝块脱落。较大血管出血时需先用止血钳将出血点及其周围的少许组织一并夹住，然后用线结扎。

（8）手术部位保护。手术部位需暴露较长时间时，应用浸有生理盐水的纱布覆盖或在创口内滴加适量温热（37 ℃左右）液体石蜡，以防组织干燥、失去生理活性。

（9）消毒。术后需饲养的动物，备皮处应消毒处理并覆盖手术巾，手术器械、敷料应消毒处理，术中手术器械用碘酒消毒。

（10）缝合抗菌。术后需饲养的动物，手术部位应从里到外逐层缝合，肌肉注射抗生素。

（三）颈部手术及插管方法

大鼠、兔、猫和狗的颈部解剖结构比较相似，它们的颈部手术比较常见的有颈外静脉、颈总动脉和气管的暴露、分离及相应的插管术。

1. 理论准备

颈部的解剖结构如图 1-2-14 所示。

（1）浅层肌肉：兔、猫、狗的颈部腹侧浅层肌肉的分布基本相同，仅个别肌肉名称有异。自浅入深有 3 对肌肉。

胸骨乳突肌：起自胸骨，斜向外侧方，止于头部颞骨的乳突处（在狗颈部称为胸头肌），左右胸骨乳突肌呈"V"形斜向分布。

胸骨舌骨肌：位于颈腹面正中线，左右两条互相接触，平行排列，起自胸骨，止于舌骨体，覆盖于气管腹面。该肌的胸骨端置于胸骨乳突肌的深处，其外侧的深面则有胸骨甲状肌平行排列。猫和狗的胸骨舌骨肌的腹侧，有较大面积被胸骨乳突肌（在狗为胸头肌）覆盖。

胸骨甲状肌：起自胸骨和第一肋软骨，止于甲状软骨后缘正中处。在靠近胸骨的部分，完全被胸骨舌骨肌覆盖，仅在向前至喉的部位才渐渐显露出来。

（2）颈外静脉：兔、猫、狗的颈外静脉很粗大，是头颈部静脉的主干。其前端在下颌腺的后缘，由上颌外静脉和上颌内静脉联合而成。颈外静脉分布很浅，在颈部的皮下、胸骨

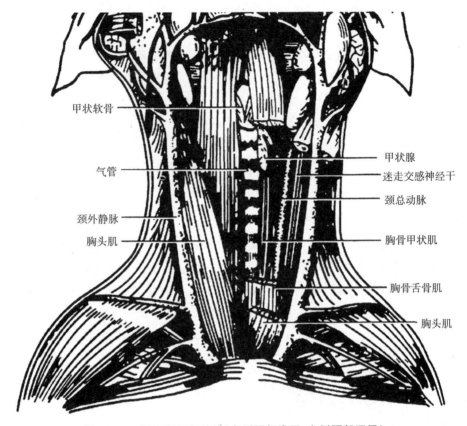

图1-2-14　狗颈部解剖结构(右侧颈部浅层、左侧颈部深层)

乳突肌(狗为胸头肌)的外缘。

（3）气管：位于颈部正中位，起自喉头环状软骨的下缘，向后伸展，呈圆筒状。颈部气管全部被胸骨舌骨肌和胸骨甲状肌覆盖。

气管的背侧为食管。喉头以下气管的两侧有甲状腺紧贴于气管壁上，左右各一叶，两叶之间由一个很窄的峡部连接，横跨在气管的腹侧面。甲状腺的侧叶多为长圆形，狗的甲状腺侧叶自喉的后端向后可达到第6或第7个气管软骨环处。每叶的侧面被胸头肌(猫为胸骨乳突肌)覆盖，而其腹侧缘与胸骨甲状肌相接触。

（4）颈总动脉：位于气管外侧，其腹面被胸骨舌骨肌和胸骨甲状肌覆盖，分离胸骨舌骨肌与胸骨甲状肌之间的结缔组织，在肌缝下可找到呈粉红色较粗大的血管，用手指触之有搏动感，此即颈总动脉。颈总动脉与颈部神经被结缔组织膜束在一起。在甲状腺附近，颈总动脉发出一较大的侧支，为甲状腺前动脉。

（5）颈动脉窦：位于颈内动脉基部的稍膨大处。在分离颈总动脉的基础上，沿着颈总动脉继续向头端分离，至甲状腺附近处，注意勿损伤甲状腺前动脉，分离至下颌骨后缘附近时，注意分离至颈总动脉分叉处，较粗大的一支为颈外动脉，较小的并向深层移行的一支为颈内动脉,在其基部可见稍膨大部,即为颈动脉窦。

(6)颈部神经:分布因动物种类而异。

兔的气管外侧,颈总动脉与3根粗细不同的神经在结缔组织膜的包绕下形成血管神经束。其中最粗者呈白色,为迷走神经;较细者呈灰白色,为颈部交感神经干;最细者为主动脉神经,居于迷走神经和交感神经之间。

猫迷走神经与交感神经干并列而行,粗大者为迷走神经,较细者为交感神经,主动脉神经并入迷走神经中移行。

狗的颈总动脉的背外侧仅见一较粗大的神经干,称为迷走交感神经干。迷走神经与交感神经干紧靠而行,并为一总鞘所包。进入胸腔后,迷走神经与交感神经即分开移行。

2. 材料准备

(1)动物准备:健康家兔一只,雌雄不限,体重 2.5 kg。

(2)器械准备:手术刀柄1把、刀片1个,手术剪1把,眼科手术剪1把,粗剪刀1把,直弯、蚊式止血钳各2把,圆头镊1把,弯头眼科镊1把,1 mL、5 mL、20 mL 注射器各1副,6、7号针头各3枚,兔头夹1个,玻璃分针2支,动脉夹1个,气管插管、动脉插管各1支,静脉插管、心导管(直径1.2 mm聚乙烯导管)各1支,三通阀2个。

(3)药品准备:20%氨基甲酸乙酯(乌拉坦)溶液、生理盐水、肝素(或5%枸橼酸钠)、肝素生理盐水(125 U/mL)、液体石蜡。

(4)其他准备:实验动物手术台、手术灯、医用纱布、2-0 手术线、棉球、绑带。

(5)仪器准备:呼吸换能器1个、压力换能器2个、微机生物信号采集处理系统1台、人工呼吸机1台(备用)。

3. 颈外静脉和右心导管插管术

颈外静脉插管可用于注射、取血、输液和中心静脉压测量。

(1)插管(心导管)及仪器准备:静脉导管长10 cm,用连接管接三通阀,管内充满125 U/mL肝素生理盐水,关闭三通阀。心导管长20 cm,用连接管接三通阀,三通阀通过测压管连接压力换能器,管道排尽气体并充满125 U/mL肝素生理盐水。换能器和微机生物信号采集处理系统在实验前连接调试并定标,处于工作状态。

(2)麻醉、固定和备皮:用20%氨基甲酸乙酯1 g/kg剂量行耳缘静脉麻醉,将动物仰卧固定,左手绷紧颈部皮肤,用粗剪刀紧贴皮肤,将手术部位及其周围的被毛剪去(不可用手提起被毛,以免剪破皮肤)。

(3)切开皮肤:术者先用左手拇指和另外四指将颈部皮肤绷紧固定,右手持手术刀,沿颈部正中线切开皮肤,上起甲状软骨,下达胸骨上缘,长度5~7 cm;也可用止血钳提起两侧皮肤,距胸骨上1 cm处的正中线处剪开皮肤约1 cm的切口,用止血钳贴紧皮下向头部钝性分离浅筋膜,再用钝头剪刀剪开皮肤5~7 cm。用止血钳提起皮肤并分离结缔组织,将皮肤向外侧牵拉。

（4）颈外静脉分离：颈部皮肤切开后，用左手拇指和食指捏住颈部左侧缘皮肤切口，其余三指从皮肤外向上顶起外翻，可清晰地看见位于颈部皮下胸骨乳突肌外缘的颈外静脉。沿血管走向，用玻璃分针钝性分离颈外静脉两侧的浅筋膜，仔细分离 3～5 cm 长，在血管的远心端穿丝线（或 2-0 手术线），在靠近锁骨端用动脉夹夹闭颈外静脉的近心端，待血管内血液充盈后用手术线结扎颈外静脉的远心端。

（5）颈外静脉插管：靠远心端结扎线处用眼科剪向心方向成 45°在静脉上剪一"V"形小口（约为管径的 1/3 或 1/2），用弯头眼科镊挑起血管切口，向心插入导管 2.5 cm。用线将血管和插管结扎在一起，此线在导管固定处打一活结，绕导管两圈打结固定。

（6）右心导管插管：测量颈外静脉的远心端结扎点到心脏的距离，并在心导管上做好标记，作为插入导管长度的参考。靠远心端结扎线处用眼科剪向心方向成 45°在静脉上剪一"V"形小口（约为管径的 1/3 或 1/2），用弯头眼科镊挑起血管切口，向心插入导管 2.5 cm。用线将血管和插管结扎，去掉动脉夹（结扎血管的结既要使血管切口处无渗血，又要使心导管可以继续顺利地插入），打开三通阀。

将心导管向心沿血管平行方向轻缓地推送 5～6 cm。如在此处固定心导管，可测量中心静脉压。

监视微机生物信号采集处理系统上的波形，向前推送导管 5～6 cm，此时会遇到（接触锁骨的）阻力，应将心导管提起成 45°后退约 0.5 cm，再继续插入导管，插管时出现一种"脱空"的感觉，表示心导管已进入右心房。微机生物信号采集处理系统出现右心房压力波形，表明导管已进入右心房。如导管推送的长度超过标记处，导管仍未进入心房，此时应将导管退出 1～2 cm，改变导管方向后再推送导管，可反复多次，直至导管进入心房。

在近心端处重新牢固地结扎血管。在远心端处将结扎血管的线再结扎到导管上，可防止导管从心房滑出。清理手术视野，闭合颈部皮肤。

（四）气管插管术

气管插管可用于气道压力、通气量测定及给动物进行人工呼吸。

（1）插管及仪器准备："Y"形气管插管用连接管接呼吸换能器。换能器和微机生物信号采集处理系统在实验前连接调试并定标，处于工作状态。

（2）麻醉、固定和备皮：用 20% 氨基甲酸乙酯 1 g/kg 剂量行耳缘静脉麻醉，将动物仰卧固定，左手绷紧颈部皮肤，用粗剪刀紧贴皮肤，将手术部位及其周围的被毛剪去。

（3）切开皮肤：用止血钳提起两侧皮肤，在距胸骨上 1 cm 处的正中线剪开皮肤约 1 cm 的切口，用止血钳贴紧皮下向头部钝性分离浅筋膜，再用钝头剪刀剪开皮肤 5～7 cm。用止血钳提起皮肤并分离结缔组织，将皮肤向外侧牵拉。

（4）气管分离：气管位于颈腹正中位，全部被胸骨舌骨肌和胸骨甲状肌覆盖，用玻璃分针或止血钳插入左右两侧胸骨舌骨肌之间，做钝性分离，将两条肌肉向两外侧缘牵拉并固定,再在喉头以下分离气管两侧及其与食管之间的结缔组织,使气管游离开来,并在气管下穿两根较粗结扎线。

(5)气管插管:提起结扎线,用手术刀或手术剪在甲状软骨下缘1~2 cm处的气管两软骨环之间横向切开气管前壁(横切口不能超过气管口径的一半),再用剪刀向气管的向头端做一小的0.5 cm纵向切口,切口呈倒"T"形。如气管内有血液或分泌物,应先用棉签揩净,将气管插管由切口处向胸腔方向插入气管腔内,用一结扎线结扎导管,结扎线绕插管分叉处一圈打结固定,另一结扎线将头端的气管切口结扎,以免气管切口处渗血(图1-2-15)。

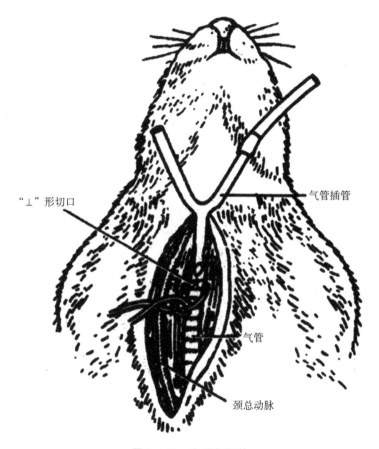

图 1-2-15　兔颈部插管

(6)连接:记录呼吸运动时,将连接呼吸压力换能器的软管接在气管插管一叉管口,另一叉管用于动物通气。连接流量换能器时,流量换能器的软管接口分别接气管插管两叉管口。进行人工呼吸时,将气管插管的两个叉管分别接人工呼吸机吸气管和呼气管。

(五)颈动脉和左心导管插管术

颈动脉和左心导管插管可用于动脉血压、心功能测定和采集动脉血。

(1)插管(心导管)及仪器准备:动脉插管长 5～10 cm(可用 12～16 号注射器针头,尖端锋口磨钝),接三通阀,管内充满 125 U/mL 肝素生理盐水,关闭三通阀。心导管长 20 cm,接三通阀,三通阀通过测压管连接压力换能器,管道排尽气体并充满 125 U/mL 肝素生理盐水。换能器和微机生物信号采集处理系统实验前连接调试并定标,处于工作状态。

(2)麻醉、固定和备皮:用 20%氨基甲酸乙酯 1 g/kg 剂量行耳缘静脉麻醉,将动物仰卧固定,左手绷紧颈部皮肤,用粗剪刀紧贴皮肤,将手术部位及其周围的被毛剪去。

(3)切开皮肤:用止血钳提起两侧皮肤,在距胸骨上 1 cm 处的正中线处剪开皮肤约 1 cm 的切口,用止血钳贴紧皮下向头部钝性分离浅筋膜,再用钝头剪刀剪开皮肤 5～7 cm。用止血钳提起皮肤并分离结缔组织,将皮肤向外侧牵拉。

(4)颈动脉分离:颈总动脉位于气管外侧,其腹面被胸骨舌骨肌和胸骨甲状肌覆盖。在这 2 条肌肉组织的汇集点上插入玻璃分针或弯止血钳,以上下左右的分离方式分离肌肉组织若干次后,分离左、右胸骨舌骨肌和胸骨甲状肌。用左手拇指和食指捏住颈部皮肤和肌肉,其余三指从皮肤外向上顶起外翻,可清晰地看见颈总动脉及在其内侧与之伴行的 3 根神经。在距甲状腺下方较远的部位,右手用玻璃分针轻轻分离颈总动脉与神经之间的结缔组织,分离出 3～4 cm 长的颈总动脉,在其下穿两根线备用。动脉插管前应尽可能将动脉分离得长些,一般狗分离 4～5 cm,兔分离 3～4 cm,豚鼠和大白鼠分离2～3 cm。

(5)颈动脉插管:在分离出来的动脉的远心端,用线将动脉结扎;在动脉的近心端,用动脉夹将动脉夹住,以阻断动脉血流。两者之间用另一线打一活结。在紧靠结扎处的稍下方,用眼科剪向心方向与动脉成 45°在动脉上做一"V"形切口,切口约为管径的 1/2,用弯头眼科镊夹提切口边缘,将动脉插管由切口向心脏方向插入动脉约 2.5 cm 后(图 1-2-16)。用备用线将插管固定于动脉血管内,并将余线结扎于插管的头端动脉结扎固定环上,以防滑出。然后将插管放置稳妥,"V"形适当固定,以防扭转。去掉动脉夹,打开三通阀,观察动脉血压波形。

(6)左心导管插管:测量颈动脉的远端结扎点到心脏的距离,并在心导管上做好标记,作为插入导管长度的参考。靠远心端结扎线处用眼科剪向心方向成 45°在颈动脉结扎线上剪一"V"形小口(约为管径的 1/3 或 1/2),用弯型眼科镊提起血管切口边缘,向心插入导管 2.5 cm。用线将血管和插管结扎,去掉动脉夹(结扎血管的结既要使血管切口处无渗血,又要使心导管可以继续顺利地插入),打开三通阀,监视微机生物信号采集处理系统上的波形,可以看到动脉压的曲线图形变化。当心导管到达主动脉入口处时,即可感觉到脉搏搏动,继续推进心导管。若遇到较大阻力,切勿强行推入,此时可将心导管略微提起少许,成 45°,再顺势向前推进。如此数次可在主动脉瓣开放时使心导管进入心室。插管时出现一种"脱空"的感觉,表示心导管已进入心室部位。同时,在计算机屏幕上即可见到血压波幅突然下降、脉压明显加大的心室压力波形(图 1-2-17)。

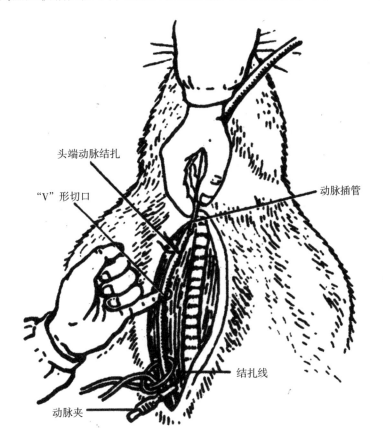

头端动脉结扎

"V"形切口

动脉插管

结扎线

动脉夹

图 1-2-16　兔颈总动脉插管

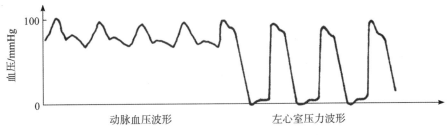

血压/mmHg

100

0

动脉血压波形

左心室压力波形

图 1-2-17　动脉血压和左心室压力波

(六)颈部神经分离

1. 麻醉、固定和备皮

用 20% 氨基甲酸乙酯 1 g/kg 剂量行耳缘静脉麻醉,将动物仰卧固定,用左手绷紧颈部皮肤,用粗剪刀紧贴皮肤,将手术部位及其周围的被毛剪去。

2. 切开皮肤

用止血钳提起两侧皮肤,在距胸骨上 1 cm 处的正中线处剪开皮肤约 1 cm 的切口,用止血钳贴紧皮下向头部钝性分离浅筋膜,再用钝头剪刀剪开皮肤 5~7 cm。用止血钳提起皮肤并分离结缔组织,将皮肤向外侧牵拉。

3. 神经分离

(1)颈部主动脉神经(减压神经)、迷走神经和交感神经的分离方法:右手持玻璃针在腹面胸骨舌骨肌和胸骨甲状肌的汇集点上插入玻璃分针或弯止血钳,以上下左右的分离方式分离肌肉组织若干次后,分离左、右胸骨舌骨肌和胸骨甲状肌。用左手拇指和食指捏住颈部皮肤和肌肉,其余三指从皮肤外向上顶起外翻,可清晰地看见颈总动脉及在其内侧与之伴行的 3 根神经。最粗且呈白色者为迷走神经;较细且呈灰白色者为颈部交感神经干;最细者为主动脉神经,位于迷走神经和交感神经之间,但位置常有变异。用玻璃分针在气管外侧距血管神经鞘 0.5 cm 处分离筋膜并从血管神经鞘下穿过,在血管神经鞘外侧穿破筋膜,用眼科镊在血管神经鞘下穿一线。此线可防止血管神经鞘被打开后神经与筋膜、结缔组织混淆。根据 3 根神经的特点,用玻璃分针按先后次序将主动脉神经、迷走神经和交感神经逐一分离 2~3 cm,各穿两根线,打虚结备用。神经分离完毕,及时用生理盐水润湿,并闭合伤口。

(2)颈部膈神经的分离方法:用止血钳在颈外静脉和胸骨乳突肌之间向深处分离直至气管边缘近脊柱处,可见到较粗的臂丛神经从外方行走,在臂丛的内侧有一条较细的神经——膈神经,该神经大约在颈下 1/5 处横跨臂丛并与臂丛交叉,向后内侧行走。用玻璃分针细心地将膈神经分离出 1~2 cm,在神经下穿一线,打活结备用。

(七)腹部手术

腹腔脏器众多,结构复杂,实验涉及神经、循环、消化、泌尿、内分泌、免疫等系统。本书仅介绍胆汁、胰液和尿液引流手术。

1. 术前准备

(1)理论准备:

①肝脏:位于腹腔前部,附着于膈肌的后方,前表面突出。

②胆囊:位于肝的方形叶与右中叶之间的沟裂处,是一个绿色梨状的囊袋,胆汁经胆总管排入十二指肠,胆总管开口于十二指肠球(幽门下 1 cm)。

③胃:呈囊袋状,横卧于腹部的前方、肝的下方。

④肠:成年兔肠管长 5 m,十二指肠长约 50 cm,空肠 200~230 cm,回肠 35 cm,盲肠 50~60 cm,结肠 25 cm,直肠 65~70 cm。

⑤胰:兔胰腺大部分呈单独的小叶状,色呈浅粉黄,与脂肪相似。基本上可聚集成两叶,右叶沿着十二指肠襻内的肠系膜分布,从右叶的中间部分向前分出另一小部分,分布

至胃小弯和十二指肠的起始端,而且继续向左侧顺胃小弯至与胃相连的脾端,即为左叶。

胰导管是一条薄壁的小导管,在十二指肠襻的后部,从胰腺右叶发出并立即开口于十二指肠襻的后段 1/3 处。

⑥脾:兔的脾脏长 5.2 cm,宽 1.5 cm,脾悬挂在大网膜上,紧贴于胃大弯的左侧部,其长轴与胃大弯的方向一致,而曲度与胃大弯相适应。

⑦肾:兔肾呈豆形,深红褐色,位于腹腔的背壁,分布在腰椎两侧并由脂肪组织包埋。右肾处于末肋和第 1、2 腰椎的横突的腹面,前端伸至肝的尾叶处。左肾的位置靠后外侧,位于第 2、3、4 腰椎横突的腹面。

⑧膀胱:一梨形肌质囊,位于腹腔后部。输尿管从肾发出,斜行至膀胱,开口于膀胱基部背侧。

(2)材料准备:

①动物准备:健康家兔一只,雌雄不限,体重 2.5 kg。

②器械准备:手术刀柄 1 把、刀片 1 个,手术剪 1 把,眼科手术剪 1 把,粗剪刀 1 把,直弯、蚊式止血钳各 2 把,圆头镊 1 把,弯头眼科镊 1 把,持针器 1 把,小圆针 1 枚,开创器 1 把,量筒 1 个,1 mL、5 mL、20 mL 注射器各 1 副,6、7 号针头各 3 枚,兔头夹 1 个,玻璃分针 2 支,胆管、胰管插管、膀胱插管各 1 支。

③药品准备:20%氨基甲酸乙酯(乌拉坦)溶液、生理盐水、肝素(或 5%枸橼酸钠)、肝素生理盐水(125 U/mL)、液体石蜡。

④其他准备:实验动物手术台、手术灯、医用纱布、3-0 手术线、棉球、绑带、棉线。

(3)仪器准备:微机生物信号采集处理系统 1 台、人工呼吸机 1 台(备用)。

2. 腹部手术

(1)麻醉、固定和备皮:用 20%氨基甲酸乙酯 1 g/kg 剂量行耳缘静脉麻醉,将动物仰卧固定,行颈迷走神经分离术。用左手绷紧腹部皮肤,用粗剪刀紧贴皮肤,将腹部被毛剪去。

(2)胆总管插管:

①打开腹腔:术者先用左手拇指和另外四指绷紧腹部皮肤,左手持手术刀沿剑突下正中皮肤切开长约 10 cm 的切口,用止血钳将皮肤与腹壁分离,用手术刀或手术剪沿腹白线自剑突向下切开长约 10 cm 的切口。

②胆总管插管:打开腹腔,用手轻轻地将肝脏向胸腔部位推移,将胃向左下方推移,找到胃幽门端,将胃幽门端向左下方翻转,可见与胃幽门连接的十二指肠起始部有一圆形隆起,与圆形隆起相连向右上方行走的一黄绿色较粗的肌性管道,即为胆总管。用玻璃分针在近十二指肠处仔细分离胆总管,并在其下方置一棉线(或用圆形缝针在胆总管穿线),轻轻提起胆总管,在靠近十二指肠处的胆总管用眼科剪与胆总管成 30°剪一斜口,向右与胆总管相平行方向插入直径 1.5 mm 聚乙烯管结扎固定。管子插入胆总管后,可

见绿色胆汁从插管流出。如不见胆汁流出,可按压胆囊;如仍不见胆汁流出,则可能是未插入胆总管内,应取出重插。

3. 肠系膜微循环标本

(1)寻找小肠肠襻:按胆总管插管方法切开腹腔后,用手轻轻地将肝脏向胸腔部位推移,寻找到胃幽门,沿十二指肠找到十二指肠与小肠交界处后约 5 cm 的部位,轻轻地牵拉出一段肠襻,置于微循环观察台上。将小肠置于微循环观察台上后,立刻启动灌流装置(用克氏液灌流)。

(2)微循环观察部位:在低倍镜下,调试微循环观察盒,选择一个理想的微循环观察视野(镜下范围内肠襻血管中包括动脉、静脉和毛细血管)。

4. 膀胱、输尿管插管

(1)打开腹腔:剪去耻骨联合以上腹部的被毛,在耻骨联合上缘处向上切开皮肤 4～5 cm,用止血钳分离皮肤与腹壁,用手术剪或手术刀沿腹白线切一 0.5 cm 小口,用止血钳夹住切口边缘并提起。然后向上、向下切开腹壁层组织 4～5 cm。

(2)膀胱插管:双手轻轻地按压切口两侧的腹壁,如膀胱充盈,膀胱会从切口处滑出。如未见膀胱滑出,则用止血钳牵拉两侧切口,寻找膀胱。用止血钳提起膀胱移至腹外,用两把止血钳相距 0.5 cm 对称地夹住膀胱顶,用手术剪在膀胱顶部剪一纵行小口,将膀胱插管插入,用一棉线将膀胱壁结扎在插管的颈部处。将膀胱上翻,在膀胱颈部穿线,结扎尿道。完成上述操作后,将膀胱插管平放在耻骨处,引流管自然下垂,管口低于膀胱水平。

(3)如行输尿管插管术,应将膀胱移至腹外,在膀胱背侧的部位(即膀胱三角)可见输尿管进入膀胱,在输尿管靠近膀胱处,细心地用玻璃分针分离出一侧输尿管(或用圆针通过输尿管下穿线),穿一丝线扣一松结备用。用弯头眼科镊托起输尿管,持眼科剪使其与输尿管表面成 45°剪开输尿管(约输尿管管径的 1/2),用镊子夹住切口的一角,向肾脏方向插入输尿管导管(事先充满生理盐水),用丝线结扎固定,防止导管滑脱,平放插管。用同样方法插入另一侧输尿管导管。

手术完毕后,用温热(38 ℃左右)生理盐水纱布覆盖腹部切口。如果需要长时间收集尿样,则应关闭腹腔。

注意:输尿管分离、插管操作应轻柔,不能过度牵拉输尿管,防止输尿管挛缩导致尿液排出受阻;输尿管严重痉挛时,可在局部滴数滴 2%普鲁卡因。输尿管导管插入时应防止导管插入输尿管的黏膜下,导管内事先充满生理盐水,不能有气泡,不能扭曲,以免导尿不畅。

(八)股部手术及插管方法

股部手术是为了分离股动脉、股静脉并进行插管,供血压记录、放血、输血、输液及注射药物之用。

1. 术前准备

(1)理论准备:兔股部的解剖结构如图 1-2-18 所示。

①股部皮下:股部内侧面正中线、腹股沟皮下,有浅层透明筋膜,大鼠有较多的脂肪,分离筋膜和脂肪,从外至内可见股内侧肌、缝匠肌和股薄肌。

②股三角:上面以腹股沟韧带为界,外侧面以缝匠肌后部的内侧缘为界,内侧面以耻骨外侧缘为界形成的三角区域,见图 1-2-18(a)。

③股神经、股动脉、股静脉组成的血管神经束在股三角内通过,由外向内分别为股神经、股动脉、股静脉,见图 1-2-18(b)。股动脉的位置中间偏后,被股神经和股静脉遮盖,血管神经束暴露时仅见股神经和股静脉。

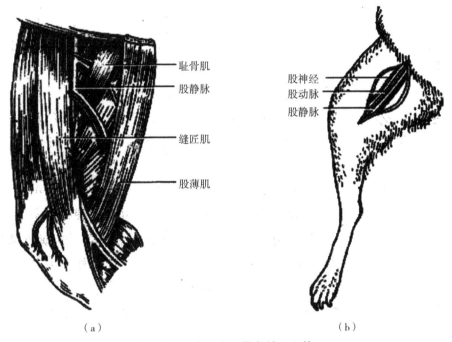

（a）　　　　　　　　　　　　　　　（b）

图 1-2-18　股三角和股部神经血管

股动脉血管呈鲜红或淡红色,壁厚,有搏动现象;股静脉颜色为深红或紫红色,壁薄,无搏动感。

(2)施行全身静脉麻醉,制定手术方案、应急措施和手术材料清单见下述。

(3)材料准备:

①动物准备:健康家兔一只,雌雄不限,体重 2.5 kg。

②器械准备:手术刀柄 1 把、刀片 1 个,手术剪 1 把,眼科手术剪 1 把,粗剪刀 1 把,直弯、蚊式止血钳各 2 把,圆头镊 1 把,弯头眼科镊 1 把,1 mL、5 mL、20 mL 注射器各 1 副,67 号针头各 3 枚,兔头夹 1 个,玻璃分针 2 支,动脉夹 1 个,气管插管、动脉插管、静脉插

管(直径 1.2 mm 聚乙烯导管)各 1 支,三通阀 2 个。

③药品准备:20%氨基甲酸乙酯(乌拉坦)溶液、生理盐水、肝素(或 5%枸橼酸钠)、肝素生理盐水(125 U/mL)、液体石蜡。

④其他准备:医用纱布、2-0 手术线、棉球、绑带、棉线、实验动物手术台、手术灯等。

⑤仪器准备:压力换能器 2 个、微机生物信号采集处理系统 1 台、人工呼吸机 1 台(备用)。

2. 股部手术

(1)插管及仪器准备:动脉插管接换能器,微机生物信号采集处理系统实验前连接调试并定标,处于工作状态,测压管道内充灌肝素生理盐水,排净空气。

(2)麻醉、固定和备皮:用 20%氨基甲酸乙酯 1 g/kg 剂量行耳缘静脉麻醉,将动物仰卧固定。用左手绷紧股部皮肤,用粗剪刀紧贴皮肤,将股部的被毛剪去。

(3)切开皮肤:术者先用左手拇指和另外四指将股部皮肤绷紧固定,右手持手术刀,沿股腹面正中线从腹股沟下缘向膝部切开皮肤 4～5 cm。用止血钳分离皮下组织,暴露股部肌肉。

(4)血管神经分离:用玻璃分针或蚊式钳小心地沿缝匠肌后部内侧缘暴露缝匠肌下方的血管神经束,首先用玻璃分针将股神经分离出来,然后再分离股动脉与股静脉之间的结缔组织(勿损伤血管小分支),如有渗血或出血的情况需要及时止血。分离出血管 2～3 cm,在其下面穿入 2 根手术线备用。当确定游离的血管有足够的长度时,结扎远心端的血管,待血管内血液充盈后再在近心端用动脉夹夹闭血管。

(5)股动、静脉插管:靠近远心端血管结扎线 0.3 cm 处,用医用眼科直剪成 45°剪开血管直径的 1/3,用弯头眼科镊夹住切口游离尖端并挑起,插入血管导管 2～4 cm,在近心端结扎血管导管,放开动脉夹。利用远心端的结扎线再次结扎插管导管。

(6)开启记录仪器即可记录动脉血压或静脉血压,动脉放血、静脉给药可通过开启与插管连接的三通阀进行操作和控制。

五、实验动物体液的采集方法

无论是来自外界环境,还是机体自身代谢产生的物质,都可以在机体的内环境中观察到其功能和代谢变化。采集和测定动物体液的物质成分和含量是机能学实验的基本方法。采集动物的体液并测定所含细胞或物质的成分和含量,可以了解动物的生理特征。实验动物体液的采集主要包括血液、淋巴液、消化液、脑脊髓液、尿液、精液、阴道内液体。

（一）血液的采集

1. 大鼠、小鼠的采血方法

（1）尾尖采血：

①剪尾尖采血法：把动物麻醉后，将尾巴置于 50 ℃热水中浸泡数分钟（也可用二甲苯或酒精涂擦鼠尾），擦干，使尾静脉充血后，剪去尾尖（小鼠 1～2 mm，大鼠 5～10 mm 长），用试管接取血液，自尾根部向尾尖按摩，血液会自尾尖流入试管，每次可采血约 0.3 mL。

②切割尾静脉采血法：将动物麻醉后，按上法使尾部血管扩张，用锐利刀片切割开尾静脉一段，用试管等物接取血液，每次可取血 0.3～0.5 mL。采血后用棉球压迫止血，伤口短时间内即可结痂痊愈。鼠尾的三根静脉可交替切割，由尾尖开始，一根静脉可切割多次。这种方法主要适用于大鼠；小鼠尾静脉太细，不太适用。

（2）眼部采血：

①眼眶静脉丛（窦）采血法：用毛细管（玻璃或塑料均可）或特制的眶静脉丛采血器采血，采血前将毛细管或采血器浸泡在 1％肝素溶液中数分钟，然后取出干燥备用。将动物放在实验台上，左手抓住鼠耳之间的头皮，并轻轻向下压迫颈部两侧，致动物静脉血回流障碍，眼球外突。右手持毛细管由眼球和眼眶后界之间将其尖端插入结膜，使毛细管与眶壁平行地向喉头方向推进 3～5 mm 深，如为小白鼠，即达其静脉窦，可见血液顺毛细管外流；如为大鼠，需轻轻转动毛细管，使其穿破静脉丛，让血液顺毛细管流出。用纱布轻压眼部止血。同一动物可反复交替穿刺双眼多次，按此法小鼠可一次采血 0.2 mL，大鼠可一次采血 0.5 mL。

②眼眶动脉和静脉采血法：用左手抓住鼠，拇指和食指将鼠头部皮肤捏紧，使鼠眼球突出。用眼科弯镊在鼠右侧眼球根部将眼球摘去，并立即将鼠倒置，头朝下，此时眼眶内动、静脉很快流血，将血滴入预先加有抗凝剂的玻璃器皿内，直至动、静脉不再流血为止。此种采血法在采血过程中动物没有死，心脏跳动在继续，因此采集到的血液量比其他方法要多，若实验时需多量血液，此种方法最好。采血毕，立即用纱布压迫止血。这种方法易导致动物死亡，如需继续实验，就不能采用此法。

（3）大血管采血：颈静脉、颈动脉或股静脉、股动脉采血法。把麻醉的动物取仰卧位固定，分离暴露上述任何一条血管，穿一线结扎血管。静脉采血，提起结扎线，待血液充盈血管，注射器向远心端穿刺血管采血；动脉采血，注射器向近心端穿刺血管采血。如果动物血管太细而无法穿刺，可剪断血管直接用注射器或吸管吸血。

（4）断头采血：左手拇指和食指握住鼠颈部，头部朝下，用利剪在鼠颈头间 1/2 处剪断，提起动物，将血液滴入放有抗凝剂的容器内。小鼠可采血 1 mL 左右，大鼠可采血 10 mL 左右。

上述采血法各有其长处,如果少量采血作涂片,可由尾尖采血,如果要求按无菌操作采血,可由心脏采血。如果实验要求动物继续存活,绝不能用断头法或开胸法采血。注意:如为慢性实验,应严格执行消毒和止血程序。

2. 豚鼠的采血方法

(1)心腔穿刺采血法:将豚鼠仰卧固定于小手术台上,把左侧心区部位的被毛剪去。用左手触摸动物左侧第3~4肋间,触摸心跳最明显处穿刺进针。进针角度与胸部垂直,当针头接近心脏时,就会感觉到心脏的跳动,再向里穿刺就可进入心室。若将注射器抽成负压,血液可自动流入注射器内。采血时动作要迅速,缩短留针时间以防止血液凝固。一星期后,可重复进行心腔穿刺采血。此种方法也适用于兔的心腔穿刺采血。

(2)耳缘剪口采血法:用二甲苯或酒精反复擦拭耳缘使血管充分充盈,然后用刀片或剪刀割(剪)破耳缘血管,血液会从血管中流出,此法可采血 0.5 mL 左右。

3. 兔的采血方法

(1)耳(中央)动脉采血法:将兔置于固定器内固定好,用手轻揉或用加热的方法使兔耳充血,可发现在其中央有一条较粗、颜色较鲜红的血管,即为耳中央动脉。左手固定兔耳,右手持注射器在中央动脉末端,使针头沿动脉平行方向穿刺入动脉,血液即可进入注射器内,取血后做压迫止血。另一种方法:待耳中央动脉充血后,在靠耳尖中央动脉分支处,用锋利的手术刀片轻轻切一小口,血液就会从切破的血管中流出,立即取加有抗凝剂的容器在血管破口处采血,取血后应压迫止血。

(2)兔耳缘静脉采血法:将动物固定好后,用手轻揉动物耳缘,待耳缘静脉充血后在靠耳尖部的静脉处,用针头刺破静脉,血液即可流出;也可用 6 号针头沿耳缘静脉远端(末梢)刺入血管,抽取血液,取血后压迫止血;一次可采血 5~10 mL。此法也适用于豚鼠。

(3)兔颈动、静脉采血法:采血前将动物麻醉固定后,暴露颈部皮肤,做颈侧皮肤切开术,分离出颈动、静脉。根据所需血量可用注射器直接采血,也可行动、静脉插管术采血。

用注射器采血:结扎颈动脉远心端,动脉夹夹住颈动脉近心端,用连有 7 号针头的注射器,向心方向刺入血管,放开动脉夹,即可见动脉血流入注射器。静脉采血:结扎静脉近心端,待血液充盈静脉,提起结扎线,注射器针头向远心方向刺入血管,缓缓地抽取血液。动脉采血时要注意止血,可用纱布或动脉夹止血。

(4)兔股动、静脉采血法:可参照兔颈动、静脉采血法。

(二)尿液的采集

1. 代谢笼

代谢笼是为采集动物各种排泄物特别设计的密封式饲养笼。有的代谢笼除可收集尿液外,还可收集粪便和动物呼出的二氧化碳。一般简单的代谢笼主要用来收集尿液,只要将实验动物放在代谢笼内饲养,就可通过其特殊装置采取到动物尿液。

2. 强制排尿法

(1)压迫膀胱法:在实验研究中,有时为了某种实验目的,要求每间隔一定的时间采集一次尿,可采用人工从体外压迫膀胱的方法来采集尿液。操作人员用手在动物下腹加压,手法要既轻柔又有力。当增加的压力足以使动物膀胱括约肌松弛时,尿液即会自动由尿道排出。如果事先给动物用了镇静剂或麻醉剂,使膀胱和尿道括约肌麻醉,则更易用此法采到尿液。此种采集尿液的方法适用于兔、猫、犬等较大的动物。

(2)提鼠采集尿液:鼠类在被抓住尾巴提起时会发生排便反射,特别是小鼠的这种反射更明显。要采集少量尿液时,可提起动物,当动物排尿时,尿液不会马上流走,而会挂在阴部开口处或其下方的被毛上,所以在提动物的同时,操作人员要很快用吸管或玻璃管接住尿液。

(3)膀胱导尿法:用导尿管经尿道插入导尿,可采集到没有受到粪便、食物污染的尿。如果严格按无菌操作法导尿,可得到无人为污染的尿液。施行导尿术,一般不必麻醉动物。以犬为例,一般雄犬插管导尿很容易。取一根自制的塑料导尿管(用内径 0.10 ~ 0.15 cm、外径 0.15 ~ 0.2 cm、长 30 cm 的较硬的塑料管,头端用酒精灯烧圆滑,尾端插入一个粗针头以便接尿液用),先以液体石蜡湿润导尿管头端,然后由尿道口徐徐插入,一般均无阻力。插入深度 22 ~ 26 cm,可根据动物大小而定,一般中等犬插入 24 cm 为宜。当导尿管插入膀胱时,尿液立即可从管中流出,证明插入正确,然后在尿道开口处缝一针,将导尿管固定好,并把导尿管尾端放入刻度细口瓶内收集尿液。雌犬导尿比雄犬难一些,取一根临床上用的小号金属导尿管(内径为 0.25 ~ 0.3 cm、长 27 cm),插入前头端先用液体石蜡湿润,用组织钳将犬外阴部皮肤提起,再用一把小号自动牵开器(头端先用液体石蜡湿润)将阴部扩开,即可见到尿道口,然后将导尿管由尿道口轻轻插入,至深度 10 ~ 12 cm,即可插入膀胱,并可见到尿液从导尿管流出。在外阴道部皮肤缝一针,将导尿管固定好(不要固定得太紧,让其有一定的伸缩余地)。在导尿管尾端接一根细橡皮管通入玻璃量器内,收集、记录尿量。

(4)穿刺膀胱法:动物麻醉固定,剪去耻骨联合之上腹正中线双侧的被毛,消毒后用注射针头接注射器穿刺,穿刺取钝角角度,入皮肤后针头应稍改变一下角度,这样可避免穿刺后漏尿。猫和狗不用麻醉也很配合。实验中已暴露动物的膀胱时,可直视穿刺抽取尿液。穿刺时注意常会因针头吸住膀胱壁而抽不出尿液,这时要转动、后退注射器。穿刺时先用无齿小平镊夹住一小部分膀胱壁,再在小平镊夹住的下方进针抽尿,可避免这种现象。

3. 膀胱瘘和输尿管瘘法

行膀胱插管或输尿管插管(详见本章腹部手术)即可采集尿液。这种采尿法一般用于要精确计量单位时间内动物尿排量的实验,可将插管开口置于计量容器上。在整个观察过程中,要用 38 ℃生理盐水纱布覆盖好切口及膀胱。

采尿之前,可让动物多饮水,特别是沙鼠、小鼠等动物的尿量特别少,多饮水后,动物的排尿量增加,有利于采集尿液。

(三)消化液的采集

1. 胃液

(1)胃管法:灌胃管由动物口内正确插入食管再进入胃内,胃液可自行流出,也可在灌胃管的出口端连接注射器,轻轻抽取,采集胃液。

(2)胃瘘法:将特制的金属套管的一端安装在动物的胃大弯处的胃壁上,另一端通至腹壁处。这种方法收集的胃液不够纯净,但比插管法方便,适用于须随时或定时反复抽胃液的实验。

(3)食管瘘法:在动物食管上造一瘘管,胃上造一胃瘘。动物进食时,食物进入口腔从食管瘘处流出体外,胃液等消化液却大量分泌。这种方法可收集到较纯净的胃液。

(4)小胃法:将动物的胃体分离出一小部分,缝合起来形成小胃,然后在小胃上造瘘管,并将主胃的切口缝合,但仍与食管及小肠相连,进行正常消化。这样,主胃和小胃互不相通,从小胃可收集到纯净的胃液。

2. 胆汁

行胆总管插管即可随时或定时采集胆汁。有胆囊的动物也可做胆囊瘘管,这样就可以长期地采集胆汁。

3. 胰液

将实验动物的十二指肠及与十二指肠连接的胰腺通过手术方法取出,并把胰腺向上翻过来,仔细分离胰大管或胰小管。一般从胰大管采集胰液,在胰大管上插入适当粗细的塑料管就可采集到胰液。

4. 肠液

在实验动物的小肠上做造瘘手术,把肠瘘管缝到腹壁肌上,瘘管口伸出到动物腹部的皮肤外面。待伤口愈合后,即可从肠瘘管中采集肠液。

5. 腹腔液

实验动物无菌腹腔细胞可用输入无菌盐水再回收腹腔无菌液的方法来采集,用该法可采集 80%～90%的腹腔液。

将动物麻醉后腹部剃毛,消毒皮肤,用消毒巾擦干。用无菌血管钳小心提起皮肤,用注射器刺入腹腔下部,分别从三个方向注入无菌盐水或培养液,将动物从颈部提起,用无菌血管钳将针头夹住,拔去注射器,则无菌盐水洗液由针头流出到消毒容器内。

（四）阴道液和精液的采集

1. 阴道液体的采集

（1）沾取法：将消毒的细棉签用生理盐水润湿，轻轻插入实验动物阴道内，慢慢转动几下沾取出阴道内容物（图1-2-19）。用该棉签涂片，即可进行镜下观察。

（2）冲洗法：用装有橡皮球的头端光滑的滴管吸少量生理盐水插入动物阴道，挤出盐水冲洗阴道后用该滴管吸出，反复几次后将抽出的洗液滴在玻片上晾干染色（图1-2-20）。

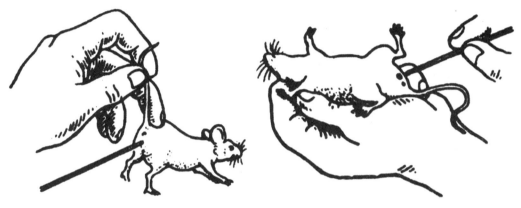

图1-2-19　阴道液沾取法采集　　　　　　图1-2-20　阴道液冲洗法采集

2. 精液的采集

（1）人工阴道法：市售的兽用人工阴道，适用于牛、马、猪、羊等大动物。兔、犬等动物亦可仿制。用人工阴道套在动物的外生殖器上采集精液，也可套在雌性动物的阴道内采集。

（2）阴道栓采精液：大、小鼠在雌雄交配后，24 h内可在雌性动物阴道口发现白色稍透明的阴道栓，这是雄鼠的精液和雌鼠阴道分泌物在雌鼠阴道内凝固而成的。可通过阴道栓涂片染色观察凝固的精液。

第三节　实验动物的处死方法

应遵循人道主义精神爱护和善待动物。在实验中应尽可能地减少动物的痛苦；实验结束后，也应让动物无痛苦地死亡或尽量减少死亡时的痛苦。

一、蟾蜍的处死方法

蟾蜍可将头部剪去,或于枕骨大孔处进针捣毁下丘脑及脊髓。

二、大白鼠和小白鼠的处死方法

(1)脊椎脱臼法:右手抓住鼠尾用力后拉,同时左手拇指与食指用力向下按住鼠颈,将脊髓与脑髓拉断,鼠立即死亡。

(2)断头法:在鼠颈部用剪刀将鼠头剪掉,鼠因断头和大出血而死。

(3)打击法:用手抓住鼠尾并提起,将其头部猛击桌角,或用小木槌用力敲击鼠头,将鼠致死。

三、豚鼠、兔、猫的处死方法

(1)空气栓塞法:向动物静脉内注入一定量空气,使之发生空气栓塞而死。注入的空气量,家兔约 10 mL,可由耳缘静脉注入。

(2)急性放血法:自动脉(颈动脉或股动脉)快速放血,使动物迅速死亡。

(3)药物法:经家兔耳缘静脉注射 5～10 mL 10%KCl,可使其心脏停搏而死亡,成年犬需 10～30 mL 即可死亡。

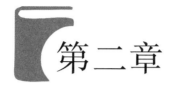

第二章

基础实验模块

生理学是一门实验性的自然科学,生理学实验是生理教学不可分割的一部分。实验是研究生理学的重要手段,通过生理学实验,同学们可以掌握生理科学实验的基本知识、基本理论和基本技能。本教材在此基础上,较为系统地介绍了开展实验研究的基础知识。

全书根据生理学实验教学改革的要求,以综合性、系统性、研究性、科学性和先进性为原则进行编写,主要内容包括生物信号检测原理、计算机生物信号采集处理系统原理和应用(重点介绍 RM6240C 系统)、实验动物和动物实验技术、实验研究、实验设计、实验报告以及基础实验和综合研究型实验。

基础实验一　生物信号采集仪的使用

一、实验要求

(1)掌握生物信号采集仪的使用方法和使用范围。

(2)掌握生物信号采集系统的使用。

二、实验目的

学习生物信号采集仪和生物信号采集系统的使用方法和工作原理以及注意事项。

三、实验材料

生物信号采集仪。

(一)生物信号采集仪的基本结构

生物信号采集仪的基本结构如图 2-1-1 所示。

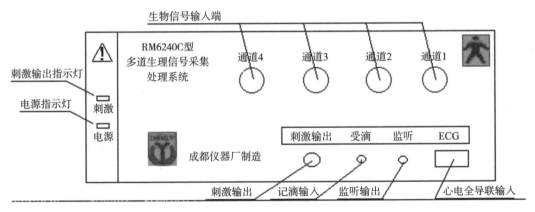

图 2-1-1　生物信号采集仪的基本结构

刺激器的结构如图 2-1-2 所示。

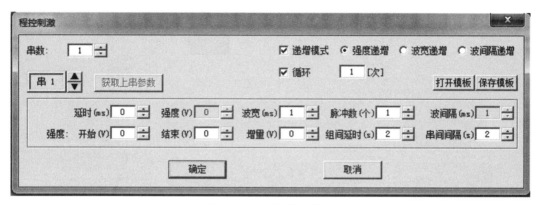

图 2-1-2 刺激器的结构

（二）生物信号采集系统的使用方法

（1）双击图 2-1-3 所示图标，打开生物信号采集系统。

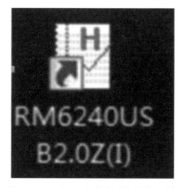

图 2-1-3 打开生物信号采集系统

（2）操作步骤：

第 1 步：如图 2-1-4 所示。

打开电源→打开软件→选择"实验项目"→$\left\{\begin{array}{l}\text{专用："实验"菜单内}\\\text{通用：通道右边}\end{array}\right\}$

→记录→分析$\left\{\begin{array}{l}\text{普通分析：菜单栏下}\\\text{专用分析：通道左侧}\end{array}\right\}$→打印

图 2-1-4 第 1 步

第 2 步：准备（换能器与仪器通道接口相连；换能器再与实验载体相连）。

第 3 步：选择实验项目（两个方法），如图 2-1-5 所示。

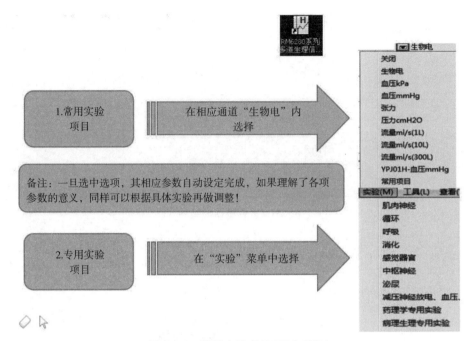

图 2-1-5 选择实验项目(两个方法)

(3)软件功能分布如图 2-1-6 所示。

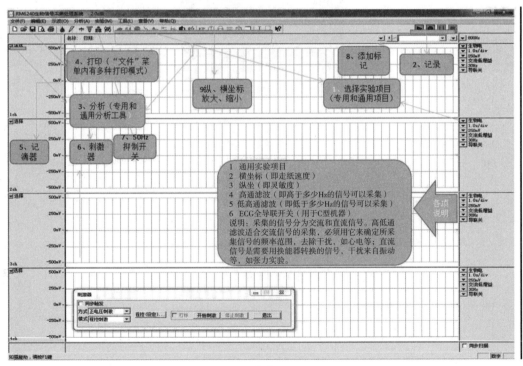

（a）

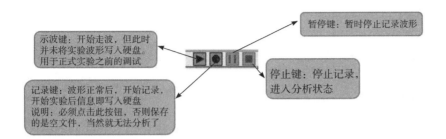

暂停键：暂时停止记录波形

示波键：开始走波，但此时并未将实验波形写入硬盘。用于正式实验之前的调试

停止键：停止记录，进入分析状态

记录键：波形正常后，开始记录，开始实验后信息即写入硬盘
说明：必须点击此按钮，否则保存的是空文件，当然就无法分析了

记录时常用的功能：
1."标记"：可以任意、随时（波形正上或正下方任何位置）加注标注。
2."通用/专用实时测量"：在记录波形的同时，将相关数据实时显示出来，供实验人员参考（通道左边"选择"菜单内）。
3.拆分示波："工具"菜单——"拆分示波"（可以把记录时的屏幕一分为二）。
4."50 Hz抑制"：去掉50 Hz市电干扰。
5.刺激器的使用。
6.记滴器的使用。

(1) ①查找：查找打标记的位置。②纵、横坐标的放大、缩小。③浏览视图：可以多屏显示全部波形。④反演：将波形从头开始播放一次。⑤背景切换。⑥波形编辑。⑦复制：框选波形后，复制波形，可以粘贴到其他地方。
(2) 通道右边"选择"菜单内的专用分析工具。
(3) ①"选择"菜单内的"显示刺激标注"。②打标记。③合并几个通道波形，工具——显示所有通道。

（b）

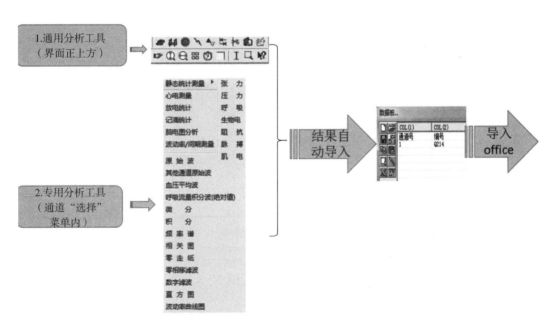

1.通用分析工具（界面正上方）

2.专用分析工具（通道"选择"菜单内）

静态统计测量 ▶ 张 力
心电测量 压 力
放电统计 呼 吸
记滴统计 生物电
脑电图分析 阻 抗
波动率/间期测量 脉 搏
肌 电
原始波
其他通道原始波
血压平均波
呼吸流量积分波(绝对值)
微 分
积 分
频 率 谱
相 关 图
零 走 纸
零相移滤波
数字滤波
直 方 图
波动率曲线图

结果自动导入

导入 office

说明：了解每个命令的位置和其功能是快速处理数据的关键！一般在波形开始和结束处各单击一下左键，确定一个分析区域。

（c）

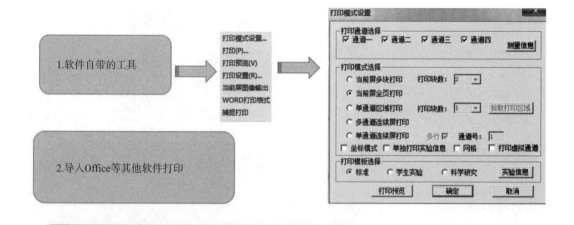

图 2-1-6　软件功能分布

图中文字：

1.软件自带的工具
→ 打印模式设置...
打印(P)...
打印预览(V)
打印设置(R)...
当前屏图像输出
WORD打印格式
捕捉打印

2.导入Office等其他软件打印

说明：每一个打印功能均有不同的效果，可以先打开一个波形，逐一测试，以确定哪一种更适合自己。此处推荐"捕捉打印"功能

（d）

（三）常见问题

软件使用常见问题及解决方法如图 2-1-7 所示。

检查

1.做实验时，只是点击了"示波"，没有"记录"。此时文件大小应为0或几个字节

2.缺少文件的另一半，即缺少了DAT部分。波形文件应有扩展名，为LSD和DAT的两部分组成

（a）不能打开波形或打开为空白

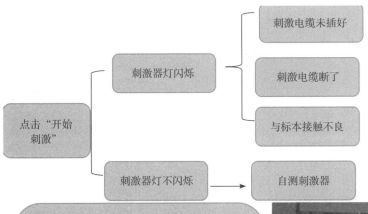

点击"开始刺激" → 刺激器灯闪烁 → 刺激电缆未插好／刺激电缆断了／与标本接触不良

点击"开始刺激" → 刺激器灯不闪烁 → 自测刺激器

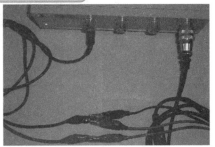

检测方法：
　　将刺激电缆红色接头与生物电缆线红色接头相连，将刺激电缆黑色接头与生物电缆蓝色、黑色接头相连；打开软件，示波，打开刺激器（强度设为0.25 V），点击刺激扰。如果生物电缆所连通道出现波形（方波，由于波宽很小，因此为一条条竖线），就说明仪器正常！

（b）解决方法

1.关于换能器的安装和卸载
很多学生不知道如何将换能器与仪器相连，以为是旋转上去的，这样很容易造成换能器头和仪器插座损坏。左图：取出。右图：安装。

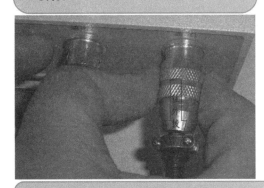

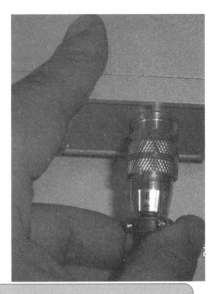

2.请勿用手拉拽张力换能器应变片，这样非常容易损坏机器，机器一旦坏掉，不能修复！最好配合微调器使用。请垂直用力于张力换能器应变片，斜着用力或者进水了，都容易损坏换能器。推荐配合一维位移微调器使用。

3.请勿在封闭血压换能器的一个出口的情况下，同时用注射器在另外一个入口处用力向换能器内推气体或传导液，这样非常容易损坏机器，机器一旦坏掉，不能修复！建议配合压力换能器固定夹使用！特别注意：三通必须关严，否则压力值偏小！

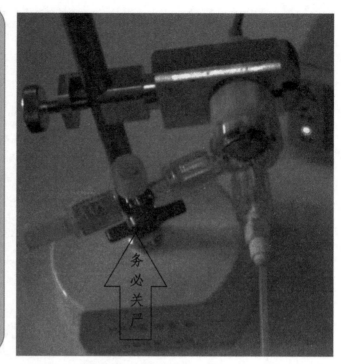

（c）学生操作过程中注意事项

图 2-1-7　软件使用常见问题及解决方法

实验报告

基础实验一 生物信号采集仪的使用实验报告

一、理论知识

二、实验目的

三、实验材料

四、实验方法(步骤)

五、常见问题

六、反思

成　　绩:＿＿＿＿＿＿

教师签名:＿＿＿＿＿＿

基础实验二　蛙的坐骨神经和腓肠肌的标本制作
——刺激强度和刺激频率对骨骼肌收缩的影响

一、实验要求

（1）实验理论：生理学教材中兴奋性、兴奋的概念，神经-肌肉接头，化学传递的机制，骨骼肌的收缩原理和肌肉收缩的外部表现与力学分析。

（2）实验方法：微机生物信号采集处理系统；坐骨神经-腓肠肌标本制备方法。

（3）实验准备：预测刺激强度对骨骼肌收缩张力及收缩形式的影响。

二、实验目的

（1）掌握蛙类动物的捉拿和脑脊髓破坏的方法。

（2）掌握坐骨神经-腓肠肌标准的制作技术。

（3）观察刺激时间、强度、变化率对肌肉收缩的影响。

三、实验原理

蛙类一些基本的生命活动和生理功能与温血动物相似，其离体组织所需的生活条件比较简单，容易维持良好的机能状态。因此，常用蛙类的神经-肌肉标本来观察研究刺激反应、兴奋性、兴奋过程的一些规律及骨骼肌的收缩特点等。

肌肉、神经和腺体组织称为可兴奋组织，它们有较大的兴奋性。不同组织、细胞的兴奋表现各不相同，神经组织的兴奋表现为动作电位，肌肉组织的兴奋主要表现为收缩活动。因此，观察肌肉是否收缩可以判断它是否产生了兴奋。一个刺激能否使组织发生兴奋，不仅与刺激形式有关，还与刺激时间、刺激强度、强度-时间变化率三要素有关。用方形电脉冲刺激组织，则组织兴奋只与刺激强度、刺激时间有关。在一定的刺激时间（波宽）下，刚能引起组织发生兴奋的刺激称为阈刺激，所达到的刺激强度称为阈强度，能引起组织发生最大兴奋的最小刺激，称为最大刺激，相应的刺激强度叫作最大刺激强度；界于阈刺激和最大刺激间的刺激称阈上刺激，相应的刺激强度称阈上刺激强度。

刺激神经可使神经细胞产生兴奋,兴奋沿神经纤维传导,通过神经-肌肉接头的化学传递,使肌肉终板膜上产生终板电位,终板电位可引起肌肉产生兴奋(即动作电位),传遍整个肌纤维,再通过兴奋-收缩耦联使肌纤维中粗、细肌丝产生相对滑动,宏观上表现为肌肉收缩。

四、实验材料

蟾蜍或蛙;任氏液;微调固定器、张力换能器、生物信号仪、生物信号采集处理系统。

五、实验方法

(一)蛙的坐骨神经和腓肠肌标本的制作

1. 标本的制备

(1)破坏脑脊髓:取蟾蜍一只,用自来水冲洗干净,左手握蟾蜍,小指和无名指夹住其后肢,拇指按压背部,中指放在胸腹部,用食指下压头部前端使头前俯,右手持金属探针由枕骨沿正中线向脊柱端触划,触到的凹陷处即枕骨大孔(可用左手固定蟾蜍躯干,右手捏住蟾蜍上嘴唇上下摇动,查看凹陷处以找到枕骨大孔),由此处皮肤垂直刺入探针。进入枕骨大孔后,将针转向前方颅腔并左右搅动捣毁脑组织;而后退针转向刺入脊椎管捣毁脊髓(图 2-2-1),若蟾蜍四肢松软、呼吸消失,则表示脑脊髓完全毁坏,否则应按上法重复操作。

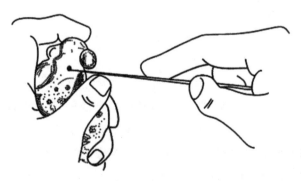

图 2-2-1 捣毁蛙类脑脊髓方法示意图

(2)剪除躯干上部及内脏:在骶髂关节水平以上 1 cm 处用铁剪刀剪断脊柱(图 2-2-2),左手持镊子夹紧脊柱断端(骶骨端)并稍向上提起,使蟾蜍头与内脏自然下垂,右手持铁剪刀,沿两侧将蟾蜍头、前肢和内脏全部剪除,仅保留两后肢(图 2-2-3),可见坐骨神经丛(呈灰白色)从腰背部脊柱发出。

(3)剥皮:左手持粗镊夹住脊柱断端,不要夹住或触及神经,右手捏住其上的皮肤边

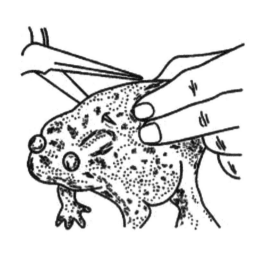

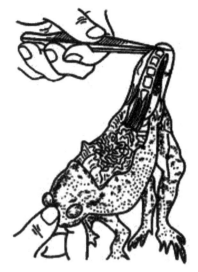

图 2-2-2　横断脊柱　　　　　　　　　图 2-2-3　剪除躯干及内脏

缘用力向下剥掉全部后肢的皮肤。将手和用过的全部手术器械用自来水冲洗干净,再行以下操作。

(4)分离两腿:沿正中线将脊柱剪分为两半(勿损伤坐骨神经),并从耻骨联合中央剪开两侧大腿,使两腿完全分离,将两腿浸于盛有林格溶液的烧杯中。

(5)游离坐骨神经:取一后肢,腹面向上认清坐骨神经及其走向后,两头用图钉固定于蛙板上,用玻璃分针在半膜肌和股二头肌之间分离出坐骨神经。注意分离时要仔细用剪刀剪断坐骨神经的分支,勿伤及神经干,前面分离至脊柱坐骨神经丛基部,向下分离至膝关节。保留与坐骨神经相连的一小块脊柱,将分离出来的坐骨神经搭于腓肠肌上,去除膝关节周围以上的全部大腿肌肉,用铁剪刀刮净股骨上附着的肌肉,保留下半段股骨(图 2-2-4)。

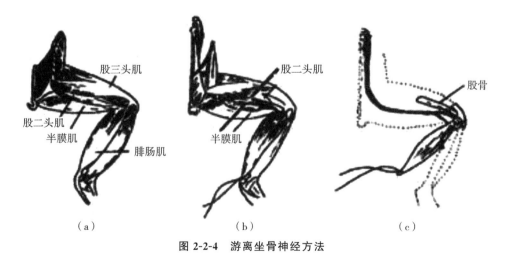

股三头肌　　股二头肌　　　　　　股骨

股二头肌
半膜肌　　　半膜肌

腓肠肌

(a)　　　　　　　(b)　　　　　　　(c)

图 2-2-4　游离坐骨神经方法

(6)分离腓肠肌:在跟腱上扎牢一根线,提起结扎线,剪断结扎线外的跟腱,游离腓肠肌至膝关节处,将膝关节以下小腿其余部分全部剪去。至此,标本制成。

(7)标本的检验:将标本置于蛙板上,用锌铜弓刺激坐骨神经,若腓肠肌收缩表明标本的兴奋性良好。

将标本放入林格溶液中待用。

2. 实验装置连接和系统参数设置

将肌张力换能器用双凹夹固定在铁支架底部,将结扎于跟腱的手术线水平连接于肌张力换能器上,轻移蛙板,使线有一定张力。将肌张力换能器与计算机的输入通道连接。将换能器信号输入生物信号采集处理系统 1 通道,通道模式为张力,采样频率为 400 Hz,扫描速度为 1 s/div;灵敏度为 7.5 g,时间常数为直流,滤波频率为 100 Hz。刺激器输出接标本盒刺激电极用于刺激标本的神经干。

3. 标本固定

腓肠肌上端用棉线与张力换能器相连,调节前负荷至 1.3 g,将坐骨神经置于标本盒刺激电极上(图 2-2-5)。

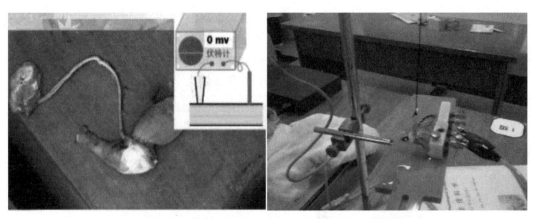

图 2-2-5　蛙坐骨神经腓肠肌标本电刺激实验标本连接图

(二)实验观察

1. 阈刺激

调节刺激器面板强度:按右侧三角键增减刺激强度,按"刺激"按钮,每按一次,就对坐骨神经干刺激一次。逐渐增大刺激强度,找出能引起肌肉出现微小收缩的最小刺激强度(阈强度)。

2. 最大刺激

继续增强刺激强度,观察肌肉收缩反应是否相应增大,直至肌肉收缩曲线不再继续升高为止。找出能引起肌肉出现最大收缩的刺激强度,即最大刺激强度。

3. 测量每一刺激强度所对应的肌肉收缩张力

如图 2-2-6 所示,确定阈强度和最大刺激强度。测量最大刺激时,不同刺激频率对肌肉收缩的影响(图 2-2-7)。

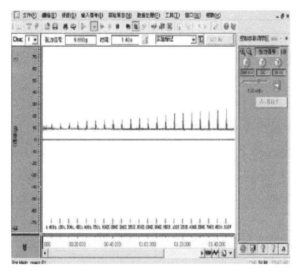

图 2-2-6 刺激强度对骨骼肌收缩的影响

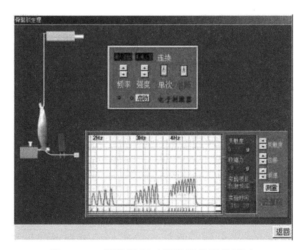

图 2-2-7 刺激频率对骨骼肌收缩的影响

4. 结果

(1)观察刺激强度和肌肉收缩的关系:打开计算机进入生物信息采集处理系统,当选中肌肉神经实验时,则会向右弹出具体实验的子菜单。选定"刺激强度与反应的关系"项,根据实验需要选择参数。实验方式最好选程控(非程控时,每一次刺激都要重新设置刺激强度,然后按"启动刺激"后才有刺激输出)。观察生物信息显示:从弱刺激开始,肌肉无收缩反应,逐渐增大刺激强度,能引起肌肉收缩的最小刺激强度称为阈强度(阈值),

刚好达到阈强度的刺激称为阈刺激,此前未产生收缩波的较弱刺激为阈下刺激,超过阈强度的刺激称为阈上刺激。继续增加刺激强度,肌肉收缩幅度随之加大,直至出现三四个收缩幅度不再随刺激发生改变,比最小刺激强度为最适强度,此刺激即为最适刺激。可根据结果调节填入程控刺激器的参数(主要是起始刺激强度、刺激强度增量的设置),以期把图形做得满意。

(2)肌肉的单收缩和强直收缩:在"实验项目"中选定"刺激频率与反应的关系"项,出现对话框后选择现代或经典实验,填入合适的数据后便进入实验的监视。经典实验是指以对话框中设置的刺激强度、频率进行刺激,只画出三组图形;现代实验是指刺激强度不变,每次刺激频率递增量按设置的量一次次递加,画出许多组图形,将记录出不同形式的试验结果。根据图形调节填入对话框的数据[经典实验主要是调节三种收缩的刺激频率(Hz)和刺激强度(V)];现代实验主要是刺激强度、刺激频率增量即频率阶梯的设置,以期把图形做得满意,即记录出几个单收缩曲线和一段不完全强直收缩及完全强直收缩曲线(图 2-2-8)。

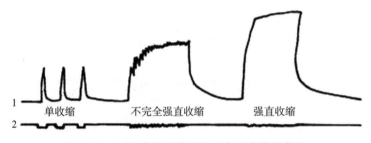

图 2-2-8　不完全强直收缩及完全强直收缩曲线

(3)测量每一刺激强度下的肌肉最大收缩张力,测量最大刺激时的肌肉收缩时间和舒张时间。绘制刺激强度-收缩力曲线,描述阈强度、最大刺激强度、肌肉收缩时间和舒张时间。

5. 讨论

根据实验结果练习图形剪辑,并在剪辑页上书写实验题目,标出阈强度、最适刺激强度;单收缩、不完全强直收缩、完全强直收缩。对实验结果和现象进行机制分析探讨。

六、注意事项

(1)制备标本过程中,应随时用任氏溶液湿润神经和肌肉,防止干燥。

(2)游离神经时,切勿用玻璃分针逆向剥离,以防损伤神经干,又要避免金属器械对神经的不必要触碰。

(3)避免蟾蜍皮肤分泌物和血液等污染标本,也不能用水冲洗标本。

（4）有时标本兴奋性过高,可放置 20 min 待其稳定后再用于后续实验。必要时可接地予以分流。

（5）每次连续刺激一般不超过 3 s 或 4 s。单刺激或连续刺激后,让肌肉短暂休息,以免神经肌肉疲劳。

（6）在动物实验中,肌肉在未给刺激时即出现挛缩,是漏电等原因引起,需检查仪器接地是否良好。做肌肉最大收缩时,刺激强度不宜太大,否则会损伤神经。离体坐骨神经-腓肠肌标本制备好后需在任氏液中先浸泡一定时间。在肌肉收缩后,应让肌肉休息一定时间再进行下一次刺激。实验过程中,保持换能器与标本连线的张力应保持不变。

七、问题探究

（1）实验中观察到的阈刺激是神经纤维的阈刺激,还是肌肉的阈刺激? 如何测出阈刺激? 有什么更好的方法?

（2）在一定的刺激强度范围内,为什么肌肉收缩的幅度会随刺激强度的增大而增大?

实验报告

基础实验二　蛙的坐骨神经和腓肠肌的标本制作实验报告

——刺激强度和刺激频率对骨骼肌收缩的影响

一、理论知识

二、实验目的

三、实验原理

四、实验材料

五、实验方法(步骤)

(一)标本的制备

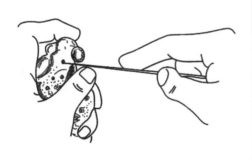

1.
注意事项：

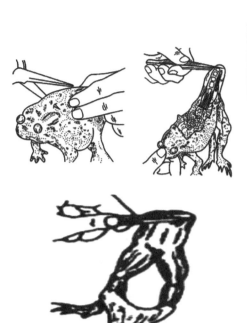

2.

注意事项:

3.

注意事项:

4.

注意事项:

5.

注意事项:

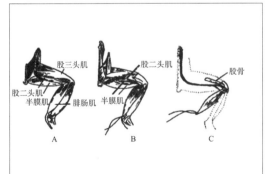

股三头肌
股二头肌
股二头肌
半膜肌 腓肠肌
半膜肌
股骨
A
B
C

6.

注意事项:

7.

注意事项：

（二）实验装置连接和系统参数设置

注意事项：

六、实验结果

七、实验分析

八、问题探究

成　　绩：＿＿＿＿＿＿＿

教师签名：＿＿＿＿＿＿＿

基础实验三 ABO 血型的鉴定

一、实验目的

(1)学会用玻片法测定 ABO 血型,并说明注意事项。

(2)理解间接鉴定血型的原理。

(3)掌握人体 ABO 血型鉴定的方法。

二、实验原理

血型是指红细胞膜上特异性抗原的类型,通常所说的血型即为红细胞血型。红细胞膜上的抗原与相应的抗体相遇会将红细胞聚集成簇,这种现象称为凝集。红细胞凝集的机制是抗原-抗体反应,即 A 抗原遇上 A 抗体或 B 抗原遇上 B 抗体时就会发生凝集。在 ABO 血型系统中,血型鉴定就是将检测血液分别加入已知含有 A 抗体或 B 抗体的标准血液中,观察是否发生凝集现象,用以判断待检血液红细胞上含何种凝集原,由此确定待检血液的血型。

三、实验对象

本实验的研究对象为人。

四、实验器材与药品

实验器材与药品:显微镜,采血针,玻片,玻璃棒,棉球,消毒注射器,小试管,记号笔,标准 A、B 血清,生理盐水,75%酒精,碘酒,试管架。

五、实验方法和步骤

(一)玻片法

(1)标记:取干净玻片一块,用记号笔在玻片两端分别标上 A、B 字样。

(2)采血:用 75% 酒精棉球消毒耳垂或指端,待酒精挥发后,用消毒采血针刺破皮肤,采血。

(3)加样:用玻璃棒将采集的血,分别滴于玻片 A、B 两端的标准血清中,用竹签充分混匀。放置 10~15 min 后观察结果。

(4)观察:10~15 min 后观察有无凝集现象,根据有无凝集现象判定血型(图 2-3-1)。

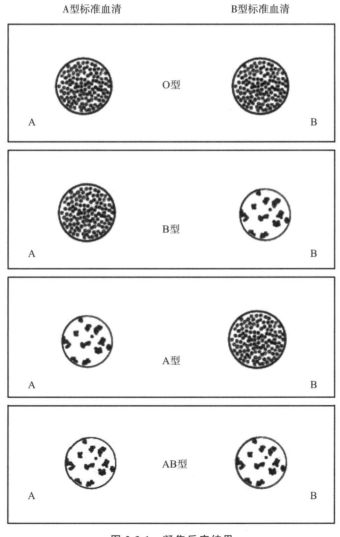

图 2-3-1 凝集反应结果

(二)试管法

先用上述方法采血,滴加 1 滴或 2 滴血液于盛有 1 mL 生理盐水的小试管中混匀,制成红细胞悬液(浓度约 5%)。然后取小试管两支,分别标明 A、B 字样。各加入标准血清与受检红细胞悬液各 1 滴或 2 滴,混匀后低速离心 1 min(1000 r/min),取出试管后轻弹管底,使沉淀物被弹起,在良好的光线下观察结果。若有沉淀物成团飘起,表示发生凝集现象;若沉淀之物呈烟雾状逐渐上升,最后试管内液体恢复红细胞悬液状态,则表示无凝集现象。

六、注意事项

(1)采血针和采血皮肤处必须严格消毒,以防感染。

(2)制备红细胞混悬液不能过浓或过稀,以免造成假结果。

(3)试管法较玻片法结果更为准确。

(4)若结果判断困难时,可借助显微镜。

(5)用玻璃棒蘸血时,只能蘸一次,避免交叉污染。

(6)红细胞悬液及血清必须新鲜,加用标准血清的试管不能交叉使用,否则可能出现假阳性结果。

实验报告

基础实验三　ABO 血型的鉴定实验报告

一、理论知识

二、实验目的

三、实验原理

四、实验材料

五、实验方法(步骤)

玻片法

1.

注意事项：

2.

注意事项：

3.

注意事项：

4.

注意事项：

六、实验结果

七、实验分析

成　　绩：＿＿＿＿＿＿＿＿＿＿

教师签名：＿＿＿＿＿＿＿＿＿＿

基础实验四　蟾蜍心室期前收缩和代偿间歇

一、实验要求

(1)实验理论:生理学教材中心肌的电生理及生理特性,即心肌的绝对不应期非常长。

(2)实验方法:微机生物信号采集处理系统的使用,动物实验技术。

(3)实验准备:预绘制实验原始数据记录表。

二、实验原理

心肌每次兴奋后,其兴奋性会出现周期性变化。心肌兴奋性变化的特点是有效不应期特别长,包括整个收缩期和舒张早期。在有效不应期内,给予心肌任何强度的刺激都不能引起心肌兴奋。只有在舒张早期以后,进入相对不应期和超常期时,当正常兴奋未到达之前,给予心肌一个适当刺激,才能引起心肌提前发生一次收缩,称为期前收缩。期前收缩也有一较长的有效不应期,正常起搏点传来的兴奋落在该有效不应期内,不引起心肌收缩,必须等到下一次起搏点的兴奋传到时才会引起心脏收缩。所以,期前收缩后出现一较长的舒张期,称为代偿间歇。

三、实验目的

(1)观察蛙心搏动,分析蛙心起搏点和不同部位的自律性高低。

(2)学习蛙在体心脏舒缩活动和心电图记录方法与技术。

(3)通过在心脏活动的不同时期给予刺激,观察心肌兴奋性阶段性变化的特征。

(4)观察蛙心肌对额外刺激的反应;理解心肌兴奋性变化的特点及意义。

四、实验用品

蟾蜍或蛙;蛙类手术器械一套、丝线、滴管、蛙心夹、任氏液、烧杯、铁架台、双凹夹、刺激电极、心电图引导电极、张力换能器、微机生物信号处理系统。

五、实验步骤

(一)暴露心脏

破坏蛙脑和脊髓后,将蛙呈仰卧位固定于蛙板上,从胸骨下缘起向上呈"V"形分别将皮肤、肌肉和骨骼剪开,并用眼科剪仔细剪开心包膜,暴露心脏。

(二)识别心脏各个部位

从心脏胸面可看到心室、心房和主动脉干,用细镊子在主动脉干下面穿一线备用。用蛙心夹在心室舒张时夹住心尖并翻向头端,此为心脏背面观,可看到心房下端的静脉窦以及心房与静脉窦之间的半月形白色条纹,即窦房沟(图 2-4-1)

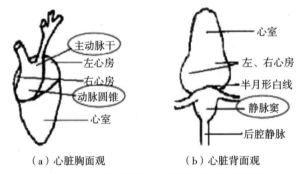

（a）心脏胸面观　　　　（b）心脏背面观

图 2-4-1　两栖类动物心脏解剖结构示意图

(三)实验系统连接

用蛙心夹在心室舒张期时夹住心尖,将系于蛙心夹上的丝线连接在张力换能器上,将换能器与生物信号采集系统相连。将刺激电极与蛙心外肌肉相接触。

将心电图引导电极分别插入右上肢和左下肢皮下,将接地电极插入右下肢皮下,将刺激电极置于心室表面。

(四)实验装置连接和仪器参数设置

将张力换能器输出线接微机生物信号采集处理系统的第 1 通道记录心脏收缩曲线。将心电图(electrocardiogram,ECG)导联线接生物信号采集处理系统第 2 通道记录标准二导联 ECG。将刺激器输出接刺激电极。

RM6240 系统参数:①通道时间常数直流,滤波频率 30 Hz,灵敏度 1.5 g;②通道时间常数 1 s,滤波频率 100 Hz,灵敏度 1 mV;采样频率 1 kHz,扫描速度 400 ms/div。单刺激模式,刺激强度 3 V,刺激波宽 5 ms。

（五）打开生物信号采集系统

选择"期前收缩和代偿间歇"实验模块,设定参数为单刺激,刺激强度为 3.5 V(可根据标本状态进行调节)。

六、观察实验结果

（一）实验观察项目

(1)观察蛙心静脉窦、心房、心室的活动,记录它们每分钟各自跳动的次数。记录正常蛙心的搏动曲线,分清曲线的收缩相、舒张相和 ECG 各波。

(2)分别在心室收缩期和舒张期刺激心室,观察能否引起期前收缩。在计算机描记的正常心室收缩曲线上用中等强度的单个阈上刺激在心室舒张中期刺激心室,注意心搏曲线的变化;如能引起期前收缩,观察其后是否出现代偿间歇。

(3)用同等强度的刺激在心室舒张晚期刺激心室,又是否出现期前收缩和代偿间歇?

(4)在心室收缩期刺激心室,是否能引起心搏曲线的变化,为什么?

(5)测量正常情况的心动周期和 ECG 的 S 波至心室收缩起点的时间。测量期前收缩起点至下次正常心室收缩起点的时间。

（二）实验结果

用文字和数据逐一描述心动周期、ECG 的 S 波至心室收缩起点的时间、期前收缩起点至下次正常心室收缩起点的时间及心室收缩起点与期前收缩起点的最短时间。

七、讨论

(1)论述结果中各个时间点生理变化的意义。
(2)论述在心脏收缩期和舒张期分别给予心室阈上刺激时心室反应的机制。

八、注意事项

(1)进行动物实验时,破坏蟾蜍或蛙的脑和脊髓要彻底;蛙心夹与张力换能器间的连线应有一定的张力;注意经常滴加任氏液,以保持心脏表面的湿润。

（2）在刺激心室之前,先刺激一下腹部肌肉以检查电刺激是否有效。

（3）刺激电极的两极在心室收缩还是舒张时,均要与心室肌接触良好。

（4）每刺激一次心室,要让心室恢复2次或3次正常搏动后,再行下一次刺激。

九、问题探究

（1）在心脏收缩期和舒张早期分别给予心室阈上刺激,能否引起期前收缩,为什么?若用同等强度的刺激在心室的舒张早期之后刺激心室,结果又将如何,为什么?

（2）在期前收缩之后,为什么会出现代偿间歇? 在期前收缩之后,一定会出现代偿间歇吗?

实验报告

基础实验四　蟾蜍心室期前收缩和代偿间歇实验报告

一、理论知识

二、实验目的

三、实验原理

四、实验材料

五、实验方法(步骤)

1.

注意事项：

2.

注意事项：

3.

注意事项：

4.

注意事项：

5.

注意事项：

6.

注意事项：

六、实验结果

七、实验分析

成　　绩：＿＿＿＿＿＿＿

教师签名：＿＿＿＿＿＿＿

基础实验五 蛙心灌流

一、实验要求

(1)仪器设备知识:RM6240 微机生物信号采集处理系统操作技术。

(2)实验理论:生理科学实验常用实验动物的种类和动物实验的基本操作;统计学知识,常用统计指标和方法;实验理论知识,参见生理学教材中有关心脏的生物电及心肌的生理特性、自主神经系统对心血管活动的调节内容。检索全文数据库中的相关研究论文。

(3)预绘制实验原始数据记录表格和统计表格。

(4)预测结果:预测无钙灌流液、高钙灌流液、高钾灌流液、肾上腺素、乙酰胆碱对离体蟾蜍心脏活动的影响。

二、实验目的

(1)学习离体蛙心灌流方法,观察各种因素对心脏活动的影响。

(2)学习 Straub 氏法灌流蟾蜍离体心脏方法,并观察高钾、高钙、低钙、肾上腺素、乙酰胆碱等因素对心脏活动的影响。

三、实验原理

作为蛙心起搏点的静脉窦能按一定节律自动产生兴奋,因此,只要将离体的蛙心保存在适宜的环境中,在一定时间内蛙心仍能产生节律性兴奋和收缩活动。心脏正常的节律性活动需要一个适宜的理化环境,离体心脏也是如此,离体心脏脱离了机体的神经支配和全身体液因素的直接影响。通过改变灌流液的某些成分,可以观察其对心脏活动的作用。心肌细胞的自律性、兴奋性、传导性和收缩性,都与钠、钾、钙等离子有关。血钾浓度过高时(高于 7.9 mmol/L),心肌兴奋性、自律性、传导性、收缩性都下降,表现为收缩力减弱、心动过缓和传导阻滞,严重时心脏可停搏于舒张期。血钙浓度升高时,则心肌收缩力增强,过高可使心室停搏于收缩期。血钙浓度降低,则心肌收缩力减弱。血中钠离子浓度的轻微变化对心肌影响不明显,只有发生明显变化时,才会影响心肌的生理特性。肾上腺素可使心率加快、传导加快和心肌收缩力增强,乙酰胆碱则与肾上腺素的作用相反。

四、实验材料

蟾蜍或蛙;微机生物信号处理系统、张力换能器;任氏液、无钙任氏液、30 g/L CaCl₂溶液、10 g/L KCl 溶液、0.1 g/L 肾上腺素溶液、0.01 g/L 乙酰胆碱溶液、10 g/L 普萘洛尔溶液。

五、实验步骤

(一)离体蛙心插管

(1)取蛙或蟾蜍一只,破坏其脑和脊髓,将其仰卧固定于蛙板上,从剑突向上呈"V"形剪开皮肤和胸骨,并剪开心包膜,充分暴露心脏;分离左、右主动脉。

(2)在静脉窦下方穿一根线供结扎静脉备用,在主动脉干下方穿一根线供固定插管备用,在主动脉左侧分支下方穿一根线并将其结扎。在左主动脉下方穿 1 根线,靠头端结扎供插管时牵引用,在主动脉干下方穿 1 根线,在动脉圆锥上方系一松结用于结扎固定蛙心插管。

(3)左手持左主动脉上方的结扎线,用眼科剪在松结上方左主动脉根部剪一小斜口,右手将盛有少许任氏液的大小适宜的蛙心插管由此切口处插入动脉圆锥。当插管头到达动脉圆锥时,用镊子夹住动脉圆锥少许,将插管稍稍后退,并转向心室中央方向,镊子向插管的平行方向提拉,在心室收缩期时将插管插入心室(图 2-5-1)。蛙心插管进入心室后,管内的任氏液的液面会随心室的舒缩而上下波动。蛙心插管进入心室后,用预先准备好的松结扎紧,结扎线套在蛙心插管的侧钩上打结并固定。剪断主动脉左右分支。

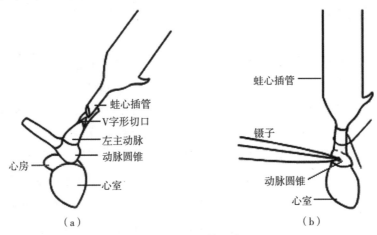

（a）　　　　　　　　（b）

图 2-5-1　蛙心插管示意图

（4）轻轻提起蛙心插管以抬高心脏，用一根线在静脉窦与腔静脉交界处做一结扎，结扎线应尽量下压，以免伤及静脉窦，在结扎线外侧剪断所有组织，将蛙心游离出来。

（5）用新鲜任氏液反复换洗蛙心插管内含血的任氏液，直至蛙心插管内无血液残留为止。此时离体蛙心已制备成功，可供实验。

（6）将蛙心插管固定在铁支架上，用蛙心夹在心室舒张期夹住心尖，并将蛙心夹的线头通过滑轮连至张力换能器的应变梁上，调节此线张力至 1 g，插管内加灌流约 1～1.5 mL，并在插管上标记灌流的高度，在此后的实验过程中，灌流液液面应恒定于该高度。

（7）轻轻提起插管和蛙心，结扎静脉窦下方的备用线。剪去结扎线的远心端所有组织，游离蛙心。更换新鲜任氏液多次，并始终保持灌流液液面高度恒定（1～2 cm）。

（二）连接实验装置

将蛙心插管固定于铁支架上，用蛙心夹于心室舒张期夹住心尖并连于张力换能器，再与生物机能实验系统连接。

微机生物信号处理系统参数设置：

（1）RM6240 系统：单击"实验"菜单，选择"生理科学实验"中的"蛙心灌流"项目。系统进入该实验信号记录状态。仪器参数：通道时间常数为直流，滤波频率为 10 Hz，灵敏度为 3 g，采样频率为 400 Hz，扫描速度为 1 s/div。

（2）PcLab 和 MedLab 系统：单击"实验"菜单，选择"常用生理学实验"或"文件"菜单"打开配置"中的"蛙心收缩"项目。系统进入该实验信号记录状态。仪器参数：通道放大倍数 200～500，直流耦合（下限频率 DC），上限频率 10 Hz，采样间隔 5 ms。

选择系统内蛙心灌流实验项目。

（三）实验观察项目

⑴观察、描记正常心脏活动曲线。

（2）蛙心插管内换入等量的 0.60％NaCl 溶液，观察心脏活动曲线变化。作用明显后，立即用新鲜任氏液换洗 2 次或 3 次，直至心脏活动曲线恢复正常后进行下一实验项目的观察。

（3）向蛙心插管内加入 2％CaCl$_2$ 溶液 1 滴或 2 滴，观察及换液方法同上。

（4）向蛙心插管内加入 1％KCl 溶液 1 滴或 2 滴，观察及换液方法同上。

（5）在蛙心插管内加入 1：10000 肾上腺素溶液 1 滴或 2 滴，观察及换液方法同上。

（6）在蛙心插管内加入 1：10000 乙酰胆碱溶液 1 滴或 2 滴，观察及换液方法同上。

（7）在蛙心插管内加入 3％乳酸溶液 1 滴或 2 滴，当作用出现后立即进行下一步。

（8）在蛙心插管内加入 2.5％NaHCO$_3$ 溶液 1 滴或 2 滴，观察心脏活动变化。

（四）模拟实验操作方法

（1）模拟实验窗口（图 2-5-2）：蛙心插管内为任氏液，下端左侧为放水管，正下方是离体蟾蜍心脏，其心室尖部用蛙心夹夹住，蛙心夹上棉线与张力换能器相连（图中略去）。蛙心插管上方滴头处为加药、冲洗之处。

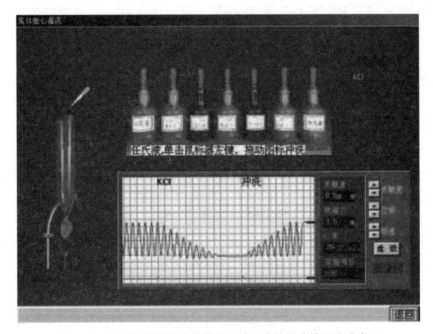

图 2-5-2　离子与药物对离体蟾蜍心脏活动的影响模拟实验窗口

（2）离体蛙心：蛙心活动频率和幅度用动画展现，并与仿真记录仪记录的曲线同步。

（3）仿真二道记录仪：第一道记录离体蛙心收缩曲线，第二道记录实验项目标记。仿真记录仪面板设灵敏度、位移、纸速、停纸按钮，面板设数字显示框，分别显示记录仪第一道灵敏度、心肌收缩力量、实验项目、实验时间。

（4）试剂架：试剂架上放置试剂滴瓶：阿托品、普萘洛尔（心得安）、1％KCl 溶液、1：10000乙酰胆碱溶液、0.65％NaCl 溶液、1：10000 肾上腺素溶液、2％CaCl₂ 溶液、任氏液。滴头可拖动，鼠标器左键单击某一药品或试剂瓶的滴头并拖动至蛙心插管上方滴头处释放，完成灌流液的更换或药品的滴加，仿真记录仪上显示曲线数据，标注实验内容。

（5）窗口内容和可操作控件均有提示，窗口提示栏右侧设置"返回"按钮，鼠标单击"返回"按钮，程序返回模拟实验窗口。

六、观察项目

（1）描记正常的蛙心搏动曲线，注意观察心跳频率、心室的收缩和舒张程度。

(2)把蛙心插管内的任氏液全部更换为 0.65％NaCl 溶液,观察心跳变化。

(3)用任氏液换洗,待曲线恢复正常后,在任氏液内滴加 2％$CaCl_2$溶液 1 滴或 2 滴,观察心跳变化。

(4)用任氏液换洗,待曲线恢复正常后,在任氏液中加 1％KCl 溶液 1 滴或 2 滴,观察心跳变化。

(5)用任氏液换洗,待曲线恢复正常后,在任氏液中加 1：10000 的肾上腺素溶液1 滴或 2 滴,观察心跳变化。

(6)用任氏液换洗,待曲线恢复正常后,在任氏液中加普萘洛尔(心得安)溶液 1 滴或 2 滴,观察心跳变化,然后加入 1：10000 的肾上腺素溶液 1 滴或 2 滴,观察心跳变化。

(7)用任氏液换洗,待曲线恢复正常后,在任氏液中加 1：10000 的乙酰胆碱溶液1 滴或 2 滴,观察心跳变化。

(8)用任氏液换洗,待曲线恢复正常后,在任氏液中加阿托品溶液 1 滴或 2 滴,观察心跳变化,然后加入 1：10000 的乙酰胆碱溶液 1 滴或 2 滴,观察心跳变化。

实验报告

基础实验五 蛙心灌流实验报告

一、理论知识

二、实验目的

三、实验原理

四、实验材料

五、实验方法（步骤）

1.

注意事项：

2.

注意事项：

3.

注意事项：

4.

注意事项：

5.

注意事项：

6.

注意事项：

六、实验结果

七、实验分析

成　　绩：＿＿＿＿＿＿

教师签名：＿＿＿＿＿＿

基础实验六　生命体征的测量

一、人体心音的听取

(一)实验目的

(1)了解听诊器的主要结构和使用方法。

(2)掌握各瓣膜听诊区,初步学会分辨第一心音和第二心音。

(二)实验原理

心音是由心脏收缩和舒张、瓣膜关闭等振动引起的声音,通过周围组织传到胸壁。将听诊器置于受试者心前区的胸壁,可以听到第一心音和第二心音。

(三)实验用品

实验用品:听诊器。

(四)实验步骤

1. 确定听诊部位

(1)受检者坐在检查者对面,解开上衣。检查者仔细观察(或用手触诊)受检者心尖搏动的位置与范围。

(2)找准心音听诊部位(图 2-6-1)。

①二尖瓣听诊区:左锁骨中线第五肋间稍内侧(心尖部)。

②三尖瓣听诊区:胸骨右缘第四肋间或剑突下。

③主动脉瓣听诊区:胸骨右缘第二肋间;主动脉瓣第二听诊区在胸骨左缘第三肋间,主动脉瓣闭锁不全时,在该处可听到杂音。

④肺动脉瓣听诊区:胸骨左缘第二肋间。

2. 听心音

(1)检查者将听诊器的耳器塞入外耳道,耳器的弯曲方向应与外耳道方向一致。用右手拇指、食指和中指持听诊器的胸器,紧贴受检者胸壁皮肤,依次(二尖瓣听诊区→主

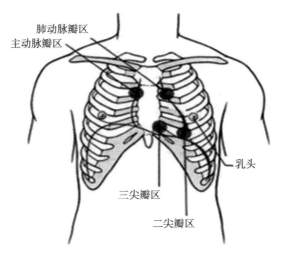

肺动脉瓣区
主动脉瓣区

乳头

三尖瓣区

二尖瓣区

图 2-6-1 心音听诊部位

动脉瓣听诊区→肺动脉瓣听诊区→三尖瓣听诊区)听取心音,并根据第一、第二心音特征,仔细区分第一和第二心音。

(2)如果第一、二心音难以分辨,可用左手触诊心尖搏动或颈动脉脉搏,当心跳触及手指时所听见的心音即第一心音。

(五)注意事项

(1)室内保持安静;听诊器的橡皮管不得相互接触、打结或与其他物体接触,以免产生摩擦音,影响听诊。

(2)如果呼吸音影响了心音听诊,可令受检者暂停呼吸。

二、正常人体呼吸音的听取

(一)实验目的

掌握正常肺部可听到的三种呼吸音及各自的特点与一定的分布区域。

(二)实验原理

呼吸时气流进出各级呼吸道及肺泡产生湍流从而引起振动,即产生声音,经过肺组织传至胸壁,在体表可听到。正常肺部可以听到:支气管呼吸音、肺泡呼吸音、支气管肺泡呼吸音。

（三）实验用品

实验用品：听诊器。

（四）实验步骤

（1）受检者取坐位，解开上衣，暴露胸壁。

（2）支气管呼吸音听诊区在喉部、胸骨上窝、背部第 6～7 颈椎及第 1～2 胸椎附近。特点是：①声音似将舌抬高后，在呼气时发出的"哈——"音；②呼气时相较吸气时相略长；③呼气音较吸气音强且调高。

（3）肺泡呼吸音在正常肺组织表面均可听到，但在乳房下部、肩胛下部、腋区下部较为清晰。其特点是：①声音很像上齿咬下唇吸气时发出的"夫——"音，声音较软似吹微风；②吸气时相较呼气时相长；③吸气音较呼气音强且调高。

（4）支气管肺泡音听诊区在胸骨附近，肩胛间区第 3～4 胸椎水平。特点是：①吸气音与肺泡呼吸音相似，但音响略强，音调略高；②呼气音与支气管呼吸音的呼气音相似，但音响较弱，音调较高；③吸气与呼气的时相大致相等。

三、人体动脉血压的测量

（一）实验目的

了解间接测定动脉血压的原理，学习用间接测压法测定肱动脉的收缩压和舒张压。

（二）实验原理

人体血压的测定部位常为肱动脉，一般采用间接测压法（Korotkoff 听诊法）：使用血压计的袖带在动脉外施加不同压力，根据血管音的变化来测量血压。刚能听到血管音时的最大外加压力相当于收缩压，而血管音突变或消失时的外加压力则相当于舒张压。

（三）实验对象

实验对象：人。

（四）实验材料

实验材料：血压计、听诊器。

（五）实验步骤

1. 准备

血压计有两种,即水银柱式和表式。两种血压计都包括橡皮袖带、橡皮球和检压计三部分。测压前应检查袖带是否漏气、宽度是否合乎标准(世界卫生组织规定:成人上臂用袖带宽度为 14 cm,长度以能绕上臂一周超过 20％为宜,儿童用袖带宽度为 7 cm)、检压计是否准确(检查袖带内与大气相通时,水银柱液面是否在零刻度)。

2. 测量人体动脉血压的方法(图 2-6-2)

(1)嘱受试者静坐 5～10 min。

(2)让受试者脱去右臂衣袖。

(3)松开血压计橡皮球的螺帽,驱出袖带内的残留气体,然后将螺帽旋紧。

(4)让受试者前臂放于桌上,手臂向上,使前臂与心脏等高,将袖带缠在该上臂上,袖带下缘至少在肘关节上 2 cm,松紧应适宜。

(5)在肘窝内侧先用手指触及肱动脉脉搏所在,将听诊器胸件放在其上。不可用力压迫胸件,也不能接触过松,更不能压在袖带底下进行测量。

(6)用橡皮球将空气打入袖带内,使血压计的水银柱逐渐上升到听诊器内听不到血管音为止。继续打气,使水银柱再上升 3～4 kPa,随即松开气球螺帽,徐徐放气,水银柱缓慢下降,仔细听诊,当听到第一声"咚咚"样血管音时,血压计上所示水银柱刻度即为收缩压。

(7)继续缓慢放气,此时血管音先由低而高,然后由高突然变低,最后则完全消失。血压计在听诊音调突然由高变低瞬间所示的水银柱刻度则为舒张压,血压记录常以"收缩压/舒张压"(kPa)表示。

(8)连测 2 次或 3 次,取其最低值。发现血压超出正常范围时,应让受试者休息10 min再复测。在休息期间可解下受试者的袖带。

(9)再次测量,嘱受试者握紧拳头,收缩腹部肌肉,记录其收缩压和舒张压的变化。

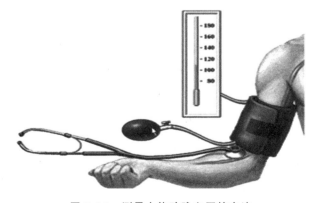

图 2-6-2　测量人体动脉血压的方法

（六）思考题

(1)正常人从卧位转为立位时,动脉血压有无明显变化,为什么?

(2)试从间接测压法原理解释为何不能将听诊器的胸件放在袖带下进行测量。

(3)为何肌肉收缩状态的变化会影响到血压的改变?

四、人体体温测量

（一）实验目的

掌握人体体温的正确测量方法。

（二）实验原理

体温是指人体深部的平均温度。实际工作中通常以腋窝、口腔和直肠的温度来代表体温。人体的体温是相对恒定的,但有一定的生理差异。

（三）实验对象

实验对象:人。

（四）实验材料

实验材料:温度计、酒精棉、消毒纱布。

（五）实验步骤

1. 熟悉水银体温计的结构

水银体温计由一根标有刻度的真空玻璃管构成,其下端贮有水银。水银遇热膨胀,沿毛细管上升,可以通过刻度来读取所测的体温。

2. 实验准备

将浸泡于消毒液中的体温计取出,用酒精棉球擦拭,并将水银柱甩至 35 ℃ 以下,甩体温计时防止碰撞他物,以免破损。

3. 测量体温

(1)腋窝法:被试者解开上衣,有汗时擦干腋窝,将体温计的水银端放在腋窝深处紧贴皮肤,屈臂内收夹紧体温计。10 min 后取出,读取温度并记录。

(2)口腔法:将口温表水银端斜放于受试者舌下,令其闭口用鼻呼吸,勿用牙咬体温计。3 min 后取出,读取温度并记录。

（3）比较运动前后体温的变化：受试者静坐 10 min 后，按上述方法测量并记录体温；再令受试者于室外运动 10 min，然后立即回到室内测量体温，比较运动前后体温的变化。

基础实验六 生命体征的测量实验报告

一、实验要求

二、实验目的

三、理论知识

四、实验材料

五、实验设计思路

六、实验方法和步骤

七、实验观察指标

八、实验预期结果

九、实验分析

十、实验反思

成　　绩：＿＿＿＿＿＿＿

教师签名：＿＿＿＿＿＿＿

基础实验七　家兔动脉血压的神经和体液调节

一、实验要求

(1)实验理论:生理学教材有关影响动脉血压的因素及动脉血压调节的内容。
(2)实验方法:微机生物信号采集处理系统,动物实验技术。
(3)实验准备:预测实验结果。

二、实验目的

了解哺乳动物动脉血压的直接描记法,观察神经、体液因素及药物对动脉血压的影响,加深对动脉血压调节机制的理解。本实验采用直接测量和记录动脉血压的实验方法,观察神经和体液因素对动脉血压的调节作用。

三、实验原理

在生理情况下,人和其他哺乳动物的血压处于相对稳定状态,这种相对稳定是通过神经和体液因素的调节而实现的,其中以颈动脉窦-主动脉弓压力感受性反射尤为重要(图 2-7-1)。此反射既可在血压升高时降压,又可在血压降低时升压,反射的传入神经为主动脉神经与窦神经。家兔的主动脉神经为一条独立的神经,也称减压神经,易于分离(在人、犬等动物,主动脉神经与迷走神经混为一条,不能分离)。反射的传出神经为心交感神经、心迷走神经和交感缩血管纤维。心交感神经兴奋,其末梢释放去甲肾上腺素,去甲肾上腺素与心肌细胞膜上的 β_1 受体结合,引起心脏正性的变时变力变传导作用;心迷走神经兴奋,其末梢释放乙酰胆碱,乙酰胆碱与心肌细胞膜上的 M 受体结合,引起心脏负性的变时变力变传导作用及血管的舒张;交感缩血管纤维兴奋时,其末梢释放去甲肾上腺素,后者与血管平滑肌细胞的 α 受体结合,引起阻力血管的收缩。外源性乙酰胆碱还可作用于血管内皮细胞膜上的 M 受体,引起血管的舒张。本实验应用液压传递系统直接测定动脉血压,即将动脉插管、测压管道及压力换能器相互连通,其内充满抗凝液体,构成液压传递系统。将动脉套管插入动脉内,动脉内的压力及其变化可通过密闭的液压传递系统传递,压力换能器可以将压力变化转换为电信号,再用微机生物信号采集处理系统记录动脉血压变化曲线。

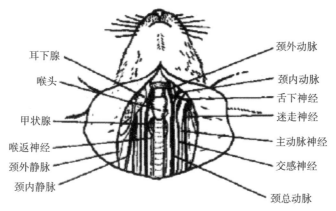

耳下腺
喉头
甲状腺
喉返神经
颈外静脉
颈内静脉

颈外动脉
颈内动脉
舌下神经
迷走神经
主动脉神经
交感神经
颈总动脉

图 2-7-1 颈动脉窦-主动脉弓压力感受性反射

四、实验用品

实验用品:家兔;生物机能实验系统、刺激电极、血压换能器;哺乳类动物手术器械一套、动脉插管、动物手术台、纱布、手术线、玻璃分针、注射器、小烧杯、滴管、铁支架、血压换能器夹持器;20%氨基甲酸乙酯溶液(3%戊巴比妥钠溶液)、0.3%肝素溶液(或5%枸橼酸钠溶液)、0.01%酒石酸去甲肾上腺素溶液、0.01%盐酸肾上腺素溶液、生理盐水、1%酚妥拉明溶液、0.01%盐酸普萘洛尔溶液、0.01%硫酸阿托品溶液。

五、实验方法

(1)实验装置连接和仪器参数设置:将压力换能器置于家兔心脏水平位置,换能器和导管充满抗凝生理盐水,加压100 mmHg,换能器接 RM6240 生物信号采集处理系统1通道,1通道时间常数为直流,滤波频率100 Hz,灵敏度18 mmHg;采样频率800 Hz,扫描速度10 s/div;连续单刺激方式,刺激强度5 V,刺激波宽5 ms,刺激频率30 Hz。

(2)动物准备:麻醉家兔并将其仰卧固定于手术台上,颈部手术分离减压神经、迷走神经和颈总动脉,颈总动脉插管(录像)后,仪器记录动脉血压(图 2-7-2)。

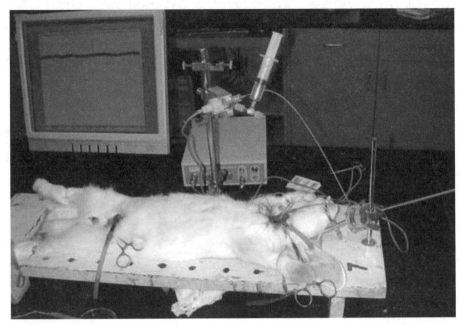

图 2-7-2　仪器记录动脉血压

六、实验步骤

(一)手术操作

(1)麻醉与固定:用20%氨基甲酸乙酯溶液按 4～5 mL/kg(或 3%戊巴比妥钠溶液 1 mL/kg)通过兔耳缘静脉注射麻醉,然后将家兔仰卧位固定于手术台上。

(2)气管插管:剪去颈部的毛,沿颈部正中线切开皮肤 6～7 cm,分离皮下组织及肌肉,暴露和分离气管,在气管下方穿一条线备用,在甲状软骨下端 2～3 cm 处做一倒"T"形切口,插入气管插管,用线将其结扎固定。

(3)颈部血管、神经分离:分离右减压神经(穿 1 根线)→右颈交感神经(穿 1 根线)→右迷走神经(穿 2 根线)→右颈总动脉(穿 1 根线),最后分离左颈总动脉 3～4 cm(穿 2 根线)备用。本实验使用左颈总动脉做动脉插管,右侧神经及右颈总动脉供刺激用,左侧神经作为备用。

(4)左颈总动脉插管:用动脉夹在左侧颈总动脉的近心端夹闭动脉,再结扎颈总动脉的远心端,结扎部位距动脉夹约 3 cm。在结扎线与动脉夹之间用眼科剪做一向心方向的斜形剪口,将连于血压换能器并充满抗凝剂(0.3%肝素溶液或 5%枸橼钠溶液)的动脉插管向心脏方向插入动脉内,然后用线将其结扎固定。松开动脉夹后可见血液冲进动脉插管内。将血压换能器连于调试好的生物机能实验系统,进入"动脉血压调节"实验模块。

(二)观察项目

(1)描记一段正常动脉血压作为对照。

(2)用动脉夹夹闭右侧颈总动脉,阻断血流 15 s,观察兔血压变化的情况。

(3)刺激右减压神经,观察血压有何变化。

(4)刺激右侧迷走神经,观察血压变化;用两条线在该条神经中段分别做结扎,于两结扎线中间剪断神经,分别刺激其中枢端和外周端,观察血压有何变化。

(5)耳缘静脉注射 0.01% 盐酸肾上腺素溶液 0.5 mL 后,观察血压有何变化。

(6)耳缘静脉注射 0.01% 酒石酸去甲肾上腺素溶液 0.5 mL 后,观察血压有何变化。

(7)耳缘静脉注射 1% 酚妥拉明溶液 0.5 mL,观察兔血压变化的情况。

(8)耳缘静脉注射 0.01% 盐酸普萘洛尔溶液 1.0 mL,观察血压和心率的变化。

(9)耳缘静脉注射 0.01% 硫酸阿托品溶液 0.2 mL,观察兔血压变化的情况。

七、实验结果

(1)测量各项处理前后家兔的收缩压、舒张压和心率。

(2)用文字数据描述正常情况下以及各项处理前后动脉血压的变化和心率变化。

八、实验讨论

(1)讨论血压曲线的一级波、二级波形成机制。

(2)讨论各项处理后动脉血压和心率变化的机制。

九、注意事项

(1)最好用头皮针做耳缘静脉注射麻醉,麻醉时须缓慢。麻醉后用动脉夹固定建立静脉给药通道。

(2)注意插管后应保持插管与动脉的方向一致,避免插管将动脉壁刺破。

(3)在实验过程中应等待血压恢复到对照血压后再进行下一个项目的实验。

(4)实验过程中要经常观察动物呼吸是否平稳、手术区有无渗血等,如出现问题,应及时处理。

(5)测量数据时,开启数据搜索加快测量速度。

(6)进行动物实验时,应采取保温措施,防止麻醉后动物体温下降。每一项观察须有对照,一项处理后须待其基本恢复后再进行下一项处理。

十、问题探究

（1）正常血压的波动情况及形成机制。

（2）未插管一侧的颈总动脉短时夹闭对全身血压有何影响,为什么？ 假使夹闭部位是在颈动脉窦以上,影响是否相同？

（3）刺激减压神经中枢端与外周端对血压的影响有何不同,为什么？

（4）静脉注射 0.1 g/L 去甲肾上腺素溶液 0.3 mL,血压上升,此时心率会有何变化,为什么？

实验报告

基础实验七　家兔动脉血压的神经和体液调节实验报告

一、理论知识

二、实验目的

三、实验原理

四、实验材料

五、实验方法(步骤)

1.

注意事项:

2.

注意事项:

3.

注意事项：

4.

注意事项：

5.

注意事项：

6.

注意事项：

六、实验结果

七、实验分析

成　　绩：＿＿＿＿＿＿＿＿

教师签名：＿＿＿＿＿＿＿＿

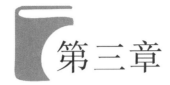

第三章

模拟仿真实验模块

　　虚拟仿真实验项目建设是在教育部"深化信息化教育教学改革、实现高等教育变轨超车"的重要教育体系变革背景下进行的。将现代信息技术与实验教学深度融合的新型实验教学模式,是高等教育信息化建设和实验教学示范中心建设的重要内容。在线下实验的基础上建立虚拟仿真实验体系,以提高学生实践能力和创新精神为核心,可以有效培养和训练高校学生的综合实验能力,形成开放、有效的高等教育信息化实验项目体系。

模拟实验一 模拟仿真生物信号采集仪操作系统

一、系统内容概要

机能学实景仿真实验系统是由"生理科学实验"国家精品资源共享课程负责人陆源首创的运用新一代仿真实验技术研发的全球首款高分辨率实景仿真实验系统(图3-1-1)。系统采用真实实验场景和真实实验数据进行仿真,真实、科学、生动,令实验者身临其境,首创数据智能化测量,同时拓展了实验教学内涵。

机能学实景仿真实验系统有56项实景仿真实验,仿真实验项目由实验目的、实验原理、实验材料、实验方法、动物操作(视频)、实验观察、仿真实验、课堂测验、思考题构建成一个虚实结合、虚实相通、虚实相互促进的完整教学体系。系统还包含64项视频多媒体实验、5项网络虚拟实验、3D虚拟实验室和实验室介绍、仪器设备、实验动物、实验数据、数据统计、实验报告及样例、实验研究、学习资源及课件、实验相关的课堂测验。

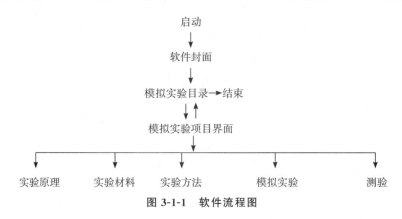

图 3-1-1　软件流程图

二、系统启动

(一)机能学实景仿真实验系统启动

(1)在 Windows 桌面上双击"实景仿真实验"(目标程序为 exp.exe),系统启动,进入

"机能学实景仿真实验系统"（图 3-1-2）。单击系统界面内的"中文"或"ENGLISH"，进入中文或英文"仿真实验目录窗口"（图 3-1-3）。单击"END"，系统退出。

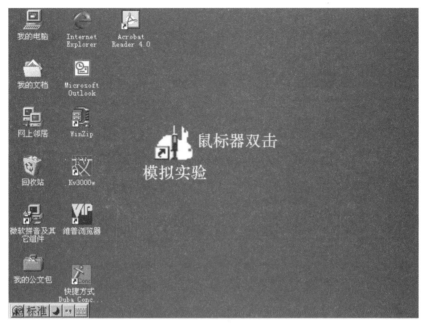

图 3-1-2　机能学实景仿真实验程序

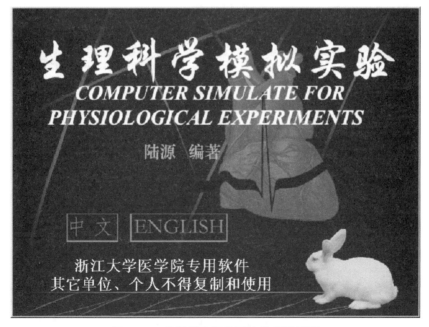

图 3-1-3　机能学实景仿真实验系统界面

（2）仿真实验：鼠标单击"神经肌肉""血液循环"等图标，可出现相对应系统的仿真实验项目目录（图 3-1-4）。鼠标单击仿真实验项目名称即可进入相应的仿真实验项目主窗口（图 3-1-5）。

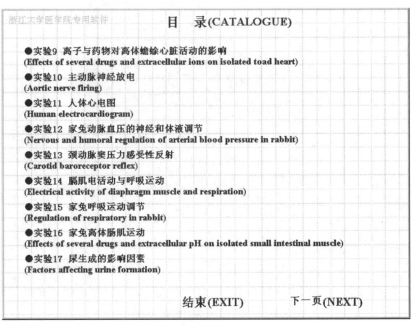

图 3-1-4　机能学实景仿真实验目录界面

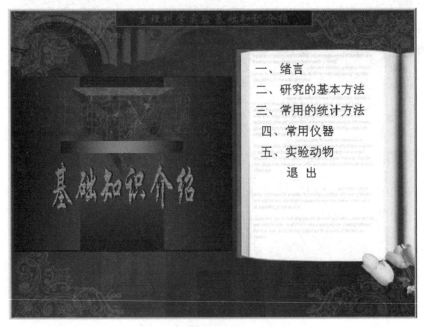

图 3-1-5　仿真实验项目主窗口

（3）视频实验：单击"视频实验"或双击桌面教学资源，进入教学资源页面，单击"实验视频"即进入"视频实验目录页面"（可安装在本机或服务器）。鼠标单击某一项目实验名称，系统即进入实验项目的界面（网页）。实验者可用鼠标单击实验内容，自主学习实验目的、实验方法、实验结果、结果机制等。

（二）仿真实验项目主窗口

鼠标单击仿真实验项目名称即可进入相应的仿真实验项目主窗口（图 3-1-6），进行相关理论、方法的学习，并进行仿真实验，实验前后可进行课堂测验等。单击主窗口的"×"可退出系统。

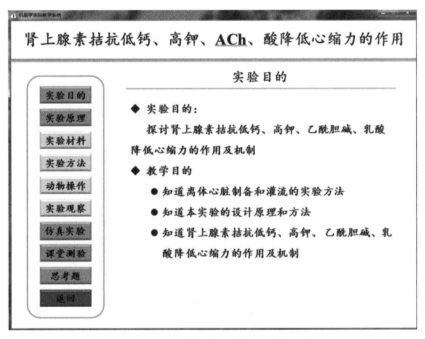

图 3-1-6　仿真实验项目主窗口（实验目的）

1. 栏目切换

鼠标单击仿真实验主窗口左侧的"实验目的""实验原理""实验材料""实验方法""动物操作""实验观察""仿真实验""课堂测验""思考题"栏目，在主窗口右侧显示相应栏目的图文、视频内容（图 3-1-7）。

浏览栏目内容："实验原理""实验材料""实验方法""实验观察""思考题"栏目由多页构成。在栏目内容页面单击鼠标左键则向下翻页，单击鼠标右键则向上翻页。

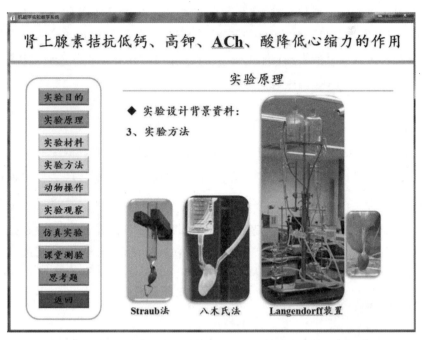

图 3-1-7　仿真实验项目主窗口(实验原理)

2. 动物操作视频切换

动物操作视频有多个片段的,可以单击导航栏右侧的按钮进行切换,如图 3-1-8 所示。

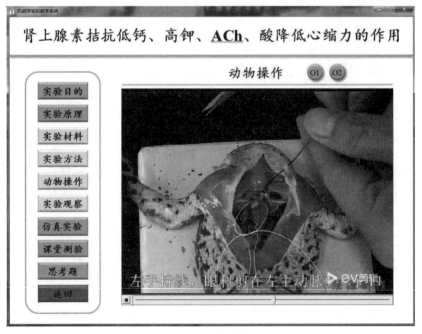

图 3-1-8　视频切换

3. 课堂测验

鼠标单击仿真实验主窗口左侧的"课堂测验"栏目,则进入课堂测验窗口(图 3-1-9)。测验题有单选题和多选题两种类型。白色框内显示的是试题,右侧"A""B""C""D""E"按键为备选答案按键,单击任一按键,对应的答案则出现在选择下的"答案框"内;若想取消选择,则单击"答案框"中对应的答案(多选题);单击"YES"按键就提交当前试题的答案,同时显示下一试题。课堂测验可以设置每次答题的题数,答题达到设置的题数,则自动弹出测验情况,显示测验成绩等。单击"返回"按键,就可以返回到仿真实验主窗口。

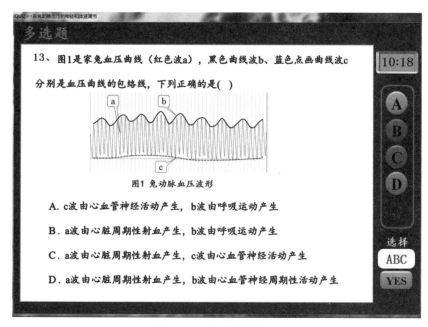

图 3-1-9 课堂测验窗口

4. 仿真实验

鼠标单击仿真实验主窗口左侧的"仿真实验"栏目,则进入实景仿真实验窗口(图 3-1-10)。将鼠标移动到实验对象、器械、仪器等上面,即显示其名称、功能、操作等提示。仿真实验处理在第二章各实验项目中介绍。下面简要介绍仿真生物(多道生理)信号采集处理系统的功能和操作(图 3-1-11)。

(1)工具条:在仿真生物(多道生理)信号采集处理系统界面上部有一工具条,具体功能如下所示。

①"打印"按键:单击"打印"按键,按操作提示可将当前记录的数据曲线送打印机打印。

②"记录"按键:单击"记录"按键,开始记录数据。

③"停止"按键:单击"停止"按键,数据转入后台记录;可对记录数据进行测量。

④"数据搜索"按键:单击该按键,弹出搜索框;再单击一次可关闭搜索框。搜索框顺

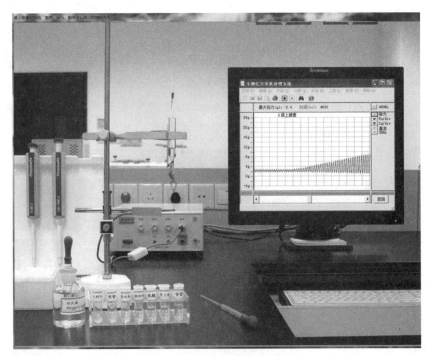

图 3-1-10　实景仿真实验窗口

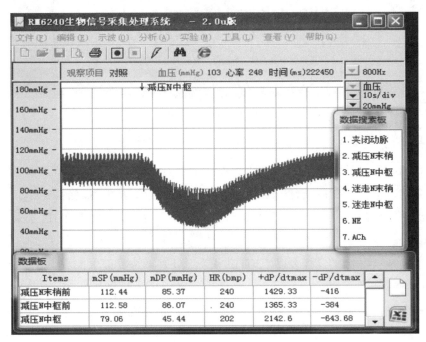

图 3-1-11　仿真生物(多道生理)信号采集处理系统

序列显示所做的实验处理项目,单击处理项目文字,数据区显示相应的处理项目的数据;单击滚动条,处理项目文字可上下滚动。

⑤浏览器图标按键：按"停止"按键，该图标由虚变实，单击弹出相关资源内容的网页。

（2）参数键：一般设置扫描速度和灵敏度两个参数键。

①"扫描速度"键：单击该键，弹出一选择框，选择其中一个扫描速度，数据曲线可水平压缩显示或水平扩展显示。

②"灵敏度"键：单击该键，弹出一选择框，选择其中一个灵敏度，数据曲线可垂直压缩显示或垂直扩展显示。

（3）数据搜索板：单击工具栏的数据搜索板快捷键，数据搜索板弹出，单击搜索板内的标签（文字），标签对应的数据即显示于数据区，可以快速地检索和测量数据。搜索板隐藏在后时，可双击数据搜索板，也可在操作系统的任务栏中找到。

（4）数据显示栏：显示记录状态时的即时生理指标等数据，如血压、心率、尿量等（建议采用从数据板获得的数据）。单击"停止"后，数据显示栏显示鼠标所处位置的相应数据及双击区域内的相对生理指标数据和时间。

（5）数据区与数据测量：鼠标单击数据区域内的不同水平位置，双击即可对区域内的数据进行自动分析测量，数据和测量项目自动进入数据板，数据板弹出显示。

（6）数据板：除显示测量数据外，还有两个功能键——"清空"键，单击该键，数据板的数据被清空（不可恢复）；"导出"键，单击数据板的"Excel"图标键，数据板数据自动导出到Excel。在数据板打开的情况下，单击仿真实验窗口，数据板即可见。鼠标可拖动数据在屏幕上运动。数据板隐藏在后时，可在操作系统的任务栏中找到。各项实验处理操作将在实验项目内介绍。

（三）虚拟实验室

1. 虚拟实验室启动

双击"slab.exe"启动，进入"生理科学实验教学系统3D界面"。按下鼠标右键并左、右、上、下移动鼠标器，3D界面即向左、右、上、下转动。鼠标单击"地面"，则3D界面向前运动并放大；鼠标单击地面以上部分，则3D界面运动停止。按下键盘上的方向键，可控制3D界面向前、后、左、右运动。鼠标移动至3D界面上的"门"，则出现相应的"实验资源室""虚拟实验室""仿真实验室"标签，用鼠标单击之，则分别进入"实验资源室"（打开onpc\jxxt.htm文件）、"虚拟实验室"、"仿真实验室"（运行exp.exe文件），建议仿真实验不要以这个路径进入。

2. 虚拟实验室

压下鼠标右键并左、右、上、下移动鼠标器，则"虚拟实验室走廊"可向左、右、上、下转动；鼠标单击"地面"，则3D界面向前运动并放大；鼠标单击地面以上物体，则3D界面运动停止；压下键盘上的方向键，可控制3D界面向前、后、左、右运动。鼠标移动至"走廊"

的"门"上单击,即进入"虚拟实验室"(图 3-1-12),按上述操作,可浏览虚拟实验室内部各处。

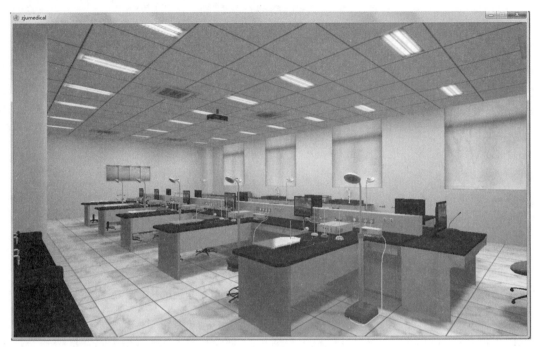

图 3-1-12　虚拟实验室

模拟实验二 刺激强度、频率对骨骼肌收缩的影响

一、实验目的和原理

本实验在保持足够的刺激时间(脉冲波宽)不变的条件下,通过逐步增加对蟾蜍坐骨神经的刺激强度(脉冲振幅)和改变电脉冲刺激频率,观察刺激频率和强度对肌肉收缩的影响。

二、实验方法和步骤

(1)刺激强度、频率对骨骼肌收缩的影响模拟实验窗口(图 3-2-1):放置离体坐骨神经腓肠肌,腓肠肌上端用棉线与张力换能器相连,腓肠肌收缩频率和幅度用腓肠肌活动动画和换能器弹性悬臂梁动画展现。

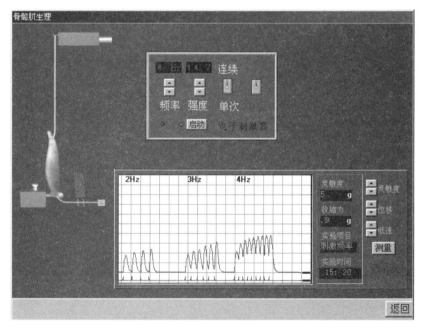

图 3-2-1 刺激强度、频率对骨骼肌收缩的影响模拟实验窗口

（2）仿真二道记录仪：上线记录腓肠肌收缩曲线，下线记录刺激标记。仿真记录仪面板设灵敏度、位移、纸速，面板设数字显示框，分别显示记录仪上线灵敏度、腓肠肌收缩力量、实验项目、实验时间。

（3）刺激器：打开电源开关后，刺激器面板上按钮和开关可调。"连续、单次"开关设置连续状态，刺激波"定时"连续发放，"频率"按钮可调刺激频率；"连续、单次"开关设置单次状态，刺激器发放单个脉冲，"强度"按钮可调节刺激电压。按压"启动"按钮，刺激器根据设置的参数发出刺激脉冲刺激坐骨神经，仿真记录仪上显示腓肠肌收缩曲线、打标、标注实验内容。

（4）测量按钮：按测量按钮，仿真记录仪显示所做实验项目的实验曲线，仿真记录仪面板按钮变为图标按钮，有"放大""缩小""压缩""扩展""定位"图标按钮，分别可使仿真记录仪内的实验曲线纵向放大或缩小、横向压缩或扩展，"定位"图标按钮可使所选记录曲线处的位置移到仿真记录仪左边框。

（5）测量状态：在测量状态下，鼠标在仿真记录仪内移动可对实验曲线进行测量，并从仿真记录仪的面板数字显示框"收缩力"和"Time"中读出腓肠肌收缩力量和收缩时间。拖动仿真记录仪面板上的滚动条可使实验曲线向左、右滚动，显示前后实验。

（6）窗口提示栏右侧设置"返回"按钮，鼠标单击"返回"按钮，程序返回模拟实验室窗口。

三、观察项目

（1）逐渐增大刺激强度，找出刚能引起肌肉出现微小收缩的刺激强度（阈强度）；继续增强刺激强度，观察肌肉收缩反应是否也相应增大。

（2）继续增强刺激强度，直至肌肉收缩曲线不再继续升高。找出刚能引起肌肉出现最大收缩的最小刺激强度，即最大刺激强度。

（3）用 1.5 V 刺激强度，刺激频率逐渐增加，记录不同频率时的肌肉收缩曲线，观察不同频率时的肌肉收缩变化。

四、结果及分析

（1）测量单刺激时，不同刺激强度下的骨骼肌收缩力量，并将其绘制成刺激强度与肌肉收缩力曲线，分析两者的关系及机理。

（2）测量不同刺激频率下骨骼肌的收缩力量，并将其绘制成刺激频率与肌肉收缩力曲线，分析两者的关系及机理。

模拟实验三　骨骼肌兴奋时的电活动与收缩的关系

一、实验目的和原理

本实验在保持足够的刺激时间（脉冲波宽）不变的条件下，通过逐步增加对蟾蜍坐骨神经的刺激强度（脉冲振幅）和改变电脉冲刺激频率，观察刺激频率和强度对肌肉收缩的影响。

二、实验方法和步骤

（1）骨骼肌兴奋时的电活动与收缩的关系模拟实验窗口（图 3-3-1）：放置离体坐骨神经腓肠肌，腓肠肌上端用棉线与张力换能器相连，腓肠肌收缩频率和幅度用腓肠肌活动动画和换能器弹性悬臂梁动画展现。

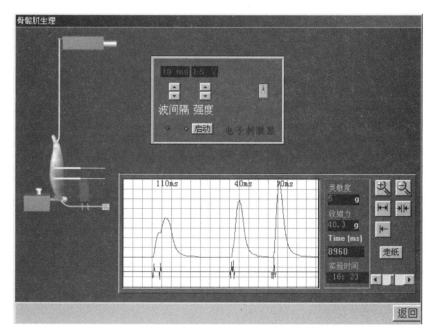

图 3-3-1　骨骼肌兴奋时的电活动与收缩的关系模拟实验窗口

(2)仿真二道记录仪：上线记录腓肠肌收缩曲线，下线记录刺激标记。仿真记录仪面板设灵敏度、位移、纸速，面板设数字显示框，分别显示记录仪上线灵敏度、腓肠肌收缩力量、实验项目、实验时间。

(3)刺激器：打开电源开关后，刺激器面板上按钮和开关可调。"强度"按钮可调节刺激电压；"波间隔"按钮可调节双脉冲刺激波之间的时间间隔；按压"启动"按钮，刺激器根据设置的参数发出双刺激脉冲刺激坐骨神经。仿真记录仪上显示腓肠肌收缩曲线、打标、标注实验内容。

(4)测量按钮：按测量按钮，仿真记录仪显示所做实验项目的实验曲线，仿真记录仪面板按钮变为图标按钮，有"放大""缩小""压缩""扩展""定位"图标按钮，分别可使仿真记录仪内的实验曲线纵向放大或缩小、横向压缩或扩展，"定位"图标按钮可使所选记录曲线处的位置移到仿真记录仪左边框。

(5)测量状态：在测量状态下，鼠标在仿真记录仪内移动可对实验曲线进行测量，并从仿真记录仪的面板数字显示框"收缩力"和"Time"中读出腓肠肌收缩力量和收缩时间。拖动仿真记录仪面板上的滚动条，可使实验曲线向左、右滚动，显示前后实验。

(6)窗口提示栏右设置"返回"按钮，鼠标单击"返回"按钮，程序返回模拟实验室窗口。

三、观察项目

逐渐减小刺激波间隔，观察、记录不同波间隔刺激肌肉时骨骼肌的肌膜动作电位及收缩反应。

四、结果及分析

(1)测量单刺激时不同波间隔刺激肌肉时骨骼肌的收缩力量，并将其绘制成刺激波间隔与肌肉收缩力曲线，分析两者的关系及机理。

(2)分析刺激波间隔减小到一定程度时，骨骼肌收缩力不再增加反而降低的原因。

(3)刺激波间隔逐渐减小，前后两次刺激下骨骼肌收缩波发生融合而骨骼肌肌膜动作电位波形不融合，分析其机理。

模拟实验四　神经干动作电位及其传导速度的测定

一、实验目的和原理

运用电生理实验技术测定蛙类坐骨神经干的单相、双相动作电位和其中 A 类纤维冲动的传导速度,并观察神经损伤对其的影响。

二、实验方法和步骤

(1)神经干动作电位引导模拟实验窗口(图 3-4-1):放置神经干标本盒,左侧第一对为刺激电极,与刺激器"＋、－"输出相连;右侧两对引导电极与示波器输入相连,其中蓝色电极接示波器下线,红色电极接示波器下线;位于刺激电极和引导电极之间的是接地电极,与示波器接地相连。第一对和第二对引导电极间距为 S＝10 cm。神经干置于标本盒内的电极上。

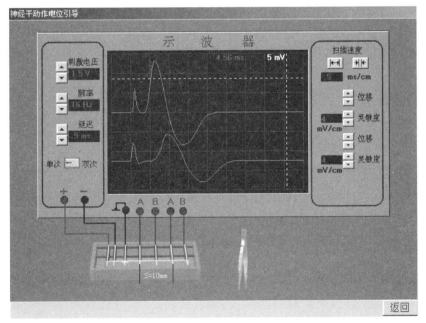

图 3-4-1　神经干动作电位引导模拟实验窗口

(2)镊子:用于损伤神经干标本。

(3)刺激器:设有可调的"刺激电压""频率""延时"按钮,并有数值显示;另设有"单次、双次"输出切换开关。

(4)示波器:设有"扫描速度"调节按钮,以"ms/cm"为单位显示;其下方分别是上、下线的"位移""灵敏度"可调按钮,灵敏度以"mV/cm"为单位显示。示波器的按钮调节同步控制屏幕上扫描线的改变。

(5)屏幕测量:当鼠标箭头置于示波器屏幕上时,箭头变为两条垂直交叉的虚线,同时显示该交叉点时间和幅度的值,该值的零点分别是示波器屏幕的左边线和上边线。

(6)窗口内容和可操作控件均有提示,窗口提示栏右设置"返回"按钮,鼠标单击"返回"按钮,程序返回模拟实验室窗口。

三、观察项目

(1)观察神经干动作电位的幅度在一定范围内随刺激强度变化而变化的现象,仔细观察双相动作电位波形。

(2)读出波宽为某一数值时阈刺激和最大刺激数值,读出最大刺激时双相动作电位上下相的幅度和整个动作电位持续时间的数值。

(3)给予神经干最大强度刺激,观察先后形成的两个双相动作电位波形。分别测量两个动作电位起始点的时间,求出它们的时间差值。两对引导电极之间的距离 S=10 cm。

(4)用镊子将两个记录电极之间的神经夹伤,荧屏上呈现单相动作电位。读出不同电刺激强度时单相动作电位幅度和电位持续时间的数值。

四、结果及分析

(1)绘制最大刺激时的双相动作电位波形结果图。

(2)绘制电刺激强度与单相动作电位幅度曲线图,分析两者的关系及机制。

(3)分析最大强度刺激下,双相动作电正相幅度与单相动作电位幅度、双相动作电正相持续时间与单相动作电位持续时间有何不同及其机理。

(4)计算神经冲动的传导速度(单位 m/s):$v = s/(t_2 - t_1)$。

五、思考题

(1)什么叫刺激伪迹,如何发生,应怎样鉴别?

　　（2）神经干动作电位的幅度在一定范围内随着刺激强度的变化而变化，这是否与神经纤维动作电位的"全或无"性质相矛盾？

　　（3）双相动作电位的上、下两相的幅值为何不等？

模拟实验五　神经干不应期测定

一、实验目的与原理

可兴奋组织在接受一次刺激而兴奋后,其兴奋性会发生规律性的时相变化,依次经过绝对不应期、相对不应期、超常期和低常期,然后再恢复到正常的兴奋性水平。组织兴奋性的高低或有无,可用测定阈值的方法来确定。为了测定神经一次兴奋后的兴奋性变化,可先给神经施加一个条件性刺激,引起神经兴奋;再用一个检验性刺激在前一兴奋过程的不同时相给予刺激,检查神经对检验性刺激反应的兴奋阈值以及所引起的动作电位的幅度,来判定神经组织的兴奋性的变化。

二、实验方法和步骤

(1)神经干标本盒:左侧第一对为刺激电极,与刺激器"+、-"输出相连;右侧两对引导电极与示波器输入相连,其中蓝色电极接示波器下线,红色电极接示波器下线;位于刺激电极和引导电极之间的是接地电极,与示波器接地相连(图3-5-1)。第一对和第二对引导电极间距为 S=10 cm。

(2)神经干:置于标本盒内的电极上。

(3)镊子:用于损伤神经干标本。

(4)刺激器:设有可调的"刺激电压""频率""延时"按钮,并有数值显示;另设有"单次、双次"输出切换开关。

(5)示波器:设有"扫描速度"调节按钮,以"ms/cm"为单位显示;其下方分别是上、下线的"位移""灵敏度"可调按钮,灵敏度以"mV/cm"为单位显示。示波器的按钮调节同步控制屏幕上扫描线的改变。

(6)屏幕测量:当鼠标箭头置于示波器屏幕上时,箭头变为两条垂直交叉的虚线,同时显示该交叉点时间和幅度的值。该值的零点分别是示波器屏幕的左边线和上边线。

(7)窗口内容和可操作控件均有提示,窗口提示栏右设置"返回"按钮,鼠标单击"返回"按钮,程序返回模拟实验室窗口。

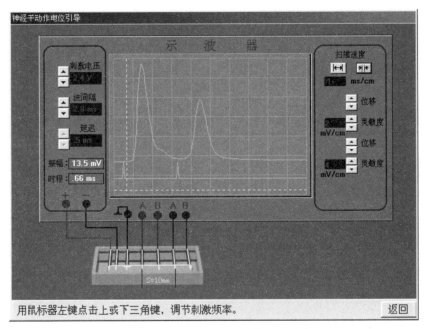

图 3-5-1　神经干不应期测定模拟实验窗口

三、观察项目

（1）刺激器设置为"双次"刺激方式，增加刺激电压至 1.5 V，动作电位出现在示波器的屏幕上。调节扫描速度为" 1 ms/cm"。

（2）调节刺激器的波间隔，逐渐减小，可见到一前一后两个振幅相同的动作电位。第一个动作电位由条件性刺激引起，第二个动作电位由检验性刺激引起。

（3）逐渐减小波间隔，待第二个动作电位振幅降低时记录刺激波间隔。继续减小波间隔直至第二个动作电位消失，记录此时的刺激波间隔。

四、实验结果及分析

（1）记录蟾蜍坐骨神经干绝对不应期和相对不应期时间。

（2）观察当两个刺激脉冲的间隔逐渐减小时第二个动作电位的变化，并分析其机理。

模拟实验六 ABO 血型鉴定

一、实验目的和原理

本实验的目的是学习血型鉴定的方法,观察红细胞凝集现象,掌握 ABO 血型鉴定的原理。ABO 血型主要是根据红细胞表面存在的特异性抗原来确定的,这种抗原(或凝集原)是由先天遗传所决定的。抗体(或凝集素)存在于血清中,它与红细胞的相应抗原发生凝集反应,而后发生血溶现象。因此,临床上在输血前必须鉴定血型,以确保输血安全。

二、实验方法和步骤

(1)血型鉴定的模拟实验窗口(图 3-6-1):放置标准血清,即抗 A 分型试剂和抗 B 分型试剂,以及红细胞混悬液、玻璃板。

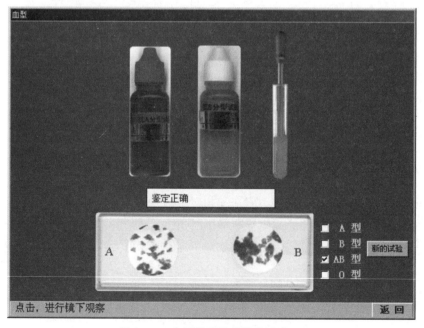

图 3-6-1 血型鉴定的模拟实验窗口

（2）鼠标单击抗 A 分型试剂,将其拖动至玻璃板标有"A"的一侧凹坑内释放,滴上抗 A 血清;单击抗 B 分型试剂,将其拖动至玻璃板标有"B"的一侧凹坑内释放,滴上抗 B 血清。

（3）鼠标单击盛红细胞混悬液试管上的吸管头,将其拖动至玻璃板标有"A"的一侧凹坑内释放,滴上细胞混悬液,在玻璃板标有"B"的一侧再操作一次。

（4）玻璃板会自动震动,震动结束,玻璃板上出现凝集反应结果。

（5）鼠标移动至玻璃板上 A 或 B 的凝集反应处单击,在窗口上部中间出现显微镜下的凝集反应现象。单击上、下、左、右方向箭头可观察到较大范围的凝集反应现象。

（6）鼠标单击选择窗口右下部选择框中的"A""B""AB"或"O",判断 ABO 血型鉴定结果。

（7）鼠标单击新的试验,重复第（1）到第（6）步操作,进行一次新的 ABO 血型鉴定。

三、观察项目

重复数次检测,并鉴定出 A 型、B 型、AB 型和 O 型 4 种血型,观察 4 种血型的凝集反应。

四、结果及分析

描述 A 型、B 型、AB 型和 O 型 4 种血型凝集反应情况,并进行分析。

模拟实验七　蟾蜍心室期前收缩和代偿间歇

一、实验目的和原理

　　心肌每兴奋一次,其兴奋性就发生一次周期性变化。心肌兴奋性的特点在于其有效不应期特别长;约相当于整个收缩期和舒张早期。因此,在心脏的收缩期和舒张早期内,任何刺激均不能引起心肌的兴奋和收缩,但在舒张早期以后,给予一次较强的阈上刺激就可以在正常节律性兴奋到达以前产生一次提前出现的兴奋和收缩,称之为期前收缩。同理,期前收缩亦有不应期,因此,如果下一次正常的窦性节律性兴奋到达时正好落在期前收缩的有效不应期内,便不能引起心肌的兴奋和收缩。这样,在期前收缩之后就会出现一个较长的舒张期,这就是代偿间歇。本实验通过观察在心脏活动的不同时期给予刺激所引起的结果,来验证心肌兴奋性阶段性变化的特征。

二、实验方法与步骤

　　(1)蟾蜍心室期前收缩与代偿间歇模拟实验窗口(图3-7-1):蟾蜍心尖用蛙心夹夹住,蛙心夹所系棉线与张力换能器相连,蟾蜍心脏收缩通过换能器输入记录仪,仿真记录仪记录蟾蜍心脏收缩舒张曲线。

　　(2)仿真三道记录仪:第一道记录心脏收缩曲线,第二道记录蟾蜍标准二导联心电图,第三道记录刺激标记。仿真记录仪面板设有"纸速""走纸/停纸"按钮,面板设有数字显示框,分别显示第一道灵敏度、心脏收缩力量、心率、实验时间。

　　(3)刺激器:打开电源开关后,单击"刺激"按钮,刺激器发出刺激脉冲刺激蟾蜍心室。

　　(4)鼠标单击"返回"按钮,程序返回模拟实验室窗口。

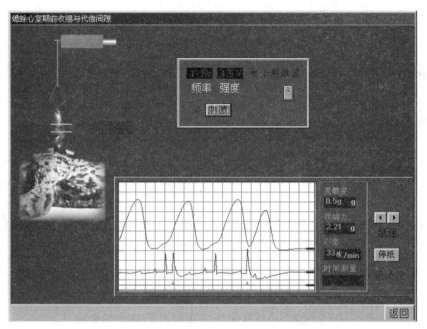

图 3-7-1　蟾蜍心室期前收缩与代偿间歇模拟实验窗口

三、观察项目

(1)描记正常蛙心的搏动曲线,分清曲线的收缩相和舒张相。

(2)分别在心室收缩期和舒张早期刺激心室,观察能否引起期前收缩。

(3)若刺激能引起期前收缩,观察其后是否出现代偿间歇。

四、结果及分析

(1)在心脏的收缩期和舒张早期分别给予心室一个阈上刺激,观察能否引起期前收缩,并分析其机理。

(2)观察在心室的舒张早期之后刺激心室的结果,并分析其机理。

五、思考题

(1)在期前收缩之后,为什么会出现代偿间歇?

(2)在什么情况下,期前收缩之后可以不出现代偿间歇?

模拟实验八　离子与药物对离体蟾蜍心脏活动的影响

一、实验目的和原理

作为蛙心起搏点的静脉窦能按一定节律自动产生兴奋。因此,一方面,离体失去神经支配的蛙心只要保持在适宜的环境中,在一定时间内仍能产生节律性兴奋和收缩活动;另一方面,心脏正常的节律性活动有赖于内环境理化因素的相对稳定,所以,改变灌流液的成分可以引起心脏活动的改变。本实验的目的是学习离体蛙心的灌流方法,并观察钠、钾、钙三种离子,肾上腺素,乙酰胆碱等因素对心脏活动的影响。

二、实验方法与步骤

(1)蛙心插管:蛙心插管内为任氏液,下端左侧为放水管,正下方是离体蟾蜍心脏,其心室尖部用蛙心夹夹住(图3-8-1),蛙心夹上的棉线与张力换能器相连(图中略去)。蛙心插管上方滴头处为加药、冲洗之处。离体蛙心的活动频率和幅度用动画展现,并与仿真记录仪记录的曲线同步和一致。

(2)仿真二道记录仪:上线记录离体蛙心的收缩曲线,下线记录实验项目标记。仿真记录仪面板设有"灵敏度""位移""纸速""走纸/停纸"按钮,面板设有数字显示框,分别显示记录仪上线灵敏度、心肌收缩力量、实验项目、实验时间。

(3)试剂架:放置试剂滴瓶,包括心得安、1%KCl、1∶100000乙酰胆碱、0.65%NaCl、1∶100000肾上腺素、2%$CaCl_2$、任氏液,滴头可拖动。鼠标左键单击某一药品或试剂瓶的滴头并将其拖动至蛙心插管上方滴头处释放,完成灌流液的更换或药品的滴加。仿真记录仪上显示曲线数据、打标、标注实验内容。

(4)窗口内容和可操作控件均有提示,窗口提示栏右设置"返回"按钮,鼠标单击"返回"按钮,程序返回模拟实验室窗口。

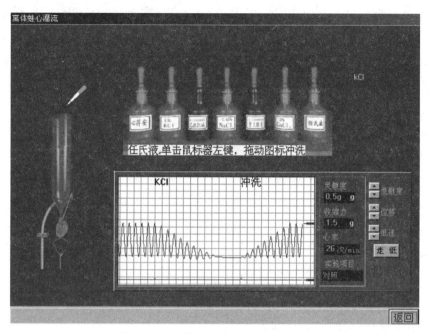

图 3-8-1　离体蛙心灌流模拟实验窗口

三、观察项目

（1）描记正常的蛙心搏动曲线，注意观察心跳频率、强度及心室的收缩和舒张程度。

（2）把蛙心插管内的任氏液全部更换为 0.65％NaCl 溶液，观察心跳变化。

（3）用任氏液换洗，待曲线恢复正常时，在任氏液内滴加一两滴 2％CaCl$_2$，观察心跳变化。

（4）用任氏液换洗，待曲线恢复正常后，在任氏液中加一两滴 1％KCl，观察心跳变化。

（5）用任氏液换洗，待曲线恢复正常后，在任氏液中加一两滴 1∶10000 的肾上腺素溶液，观察心跳变化。

（6）用任氏液换洗，待曲线恢复正常后，在任氏液中加一两滴 1∶100000 的乙酰胆碱溶液，观察心跳变化。

四、实验结果及分析

（1）测量记录正常状态、0.65％NaCl 溶液灌流以及滴加 2％CaCl$_2$、1％KCl、1∶10000肾上腺素、1∶100000 乙酰胆碱后心脏的静止张力、发展张力和心率数据，整理成表。

（2）比较 $0.65\%NaCl$ 溶液灌流以及滴加 $1\%KCl$ 和 $1：100000$ 乙酰胆碱后心脏的静止张力、发展张力和心率变化异同点及各自变化的机理。

（3）比较滴加 $2\%CaCl_2$ 和 $1：10000$ 肾上腺素后心脏的静止张力、发展张力和心率变化异同点及各自变化的机理。

模拟实验九　主动脉神经放电

一、实验目的

本实验采用直接测量和记录动脉血压的方法观察神经和体液因素对动脉血压的调节作用。

二、实验方法与步骤

(1)主动脉神经放电模拟实验窗口(图 3-9-1):家兔颈部主动脉神经悬挂于引导电极上,鼠标单击手术刀并将其拖动至家兔颈部释放,启动录像。录像结束后记录仪描记动脉神经放电和心电图。

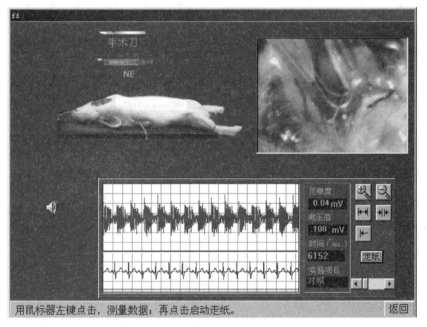

图 3-9-1　主动脉神经放电模拟实验窗口

(2)仿真三道记录仪:第一道记录主动脉神经放电曲线,第二道记录Ⅱ导联心电图,第三道记录实验项目标记。仿真记录仪面板设有"灵敏度""电压值""走纸/停纸"按钮,面板设有数字显示框,分别显示记录仪第一道灵敏度、主动脉神经放电冲动的电压、时间、实验项目。

(3)注射器:鼠标单击注射器并将其拖动至家兔耳部上方释放,向输入框输入药品剂量,单击"确定",药品从家兔耳缘静脉注入。神经放电曲线因药物作用而发生变化,药品剂量为 0.3 mL 1:10000 去甲肾上腺素。

(4)测量按钮:单击测量按钮,仿真记录仪显示所做实验项目的实验曲线。在测量状态下,鼠标在仿真记录仪内移动,可对实验曲线进行测量,并从仿真记录仪的面板数字显示框"电压"和"Time"中读出神经放电、心电图的电压值和心动周期时间。在曲线上单击,可测量相对值。拖动仿真记录仪面板上的滚动条,可使实验曲线向左、右滚动,显示前后实验。

(5)鼠标单击"返回"按钮,程序返回模拟实验室窗口。

三、观察项目

(1)观察正常时的主动脉神经放电与心电图的关系及主动脉神经放电波形的特征。

(2)静脉注射 1:10000 去甲肾上腺素 0.3 mL,观察主动脉神经放电的变化。

四、结果及分析

(1)分析主动脉神经放电与心电图的时序关系,并讨论主动脉神经放电波形的特征的形成机理。

(2)观察静脉注射 0.3 mL 1:10000 去甲肾上腺素后主动脉神经放电发生的变化,并分析其机理。

模拟实验十　人体心电图

一、实验目的和原理

在正常人体内,由窦房结发出的兴奋按一定的传导途径和时程,依次传向心房和心室,引起整个心脏的兴奋。在每一个心动周期中,心脏各部分兴奋过程中的电变化及其时间顺序、方向和途径等,都有一定的规律。这些电变化通过心脏周围的导电组织和体液传导到全身,在一定的体表部位出现规律的电变化。将测量电极放置在人体表面的一定部位,记录到的心脏电变化曲线称为心电图(electrocardiograph,ECG)。心电图反映了心脏兴奋的产生、传导和恢复过程中的生物电变化,与心脏的机械收缩活动无直接的关系。心电图对心起搏点的分析、传导功能的判断以及心律失常、心室肥大、心肌损伤的诊断具有重要价值。

本实验的目的是初步学习人体心电图的描记方法,辨认正常心电图波形并了解其生理意义,学习心电波形的测量和分析方法。

二、实验方法和步骤

(1)人体心电图模拟实验窗口(图 3-10-1):仿真心电图仪面板设有"灵敏度""纸速""导联"按钮,可选择不同的导联记录心电图,菜单"异常心电图"提供多种异常心电图的同态显示。

(2)"测量"按钮:单击"测量"按钮,仿真心电图仪显示所记录的心电图波形,进入测量状态。在测量状态下,鼠标在仿真心电图仪内移动可对心电图进行测量,并从面板数字显示框"电压"和"时程"中读出 ECG 的电压值和心电图的各期时间;在曲线上单击可测量相对值。拖动仿真心电图仪面板上的滚动条,可使记录曲线向左、右滚动,显示前后记录情况。

(3)窗口内容和可操作控件均有提示。窗口提示栏右设置"返回"按钮,鼠标单击"返回"按钮,程序返回模拟实验室窗口。

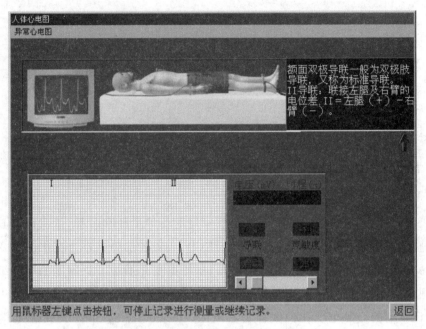

图 3-10-1　人体心电图模拟实验窗口

三、观察项目

(1)记录Ⅰ、Ⅱ、Ⅲ、aVR、aVL、aVF、V1、V2、V3、V4、V5、V6 导联心电图。

(2)观察异常心电图。

四、结果及分析

(1)测量Ⅱ导联心电图的 P 波、QRS 波群、T 波的时间和电压,测量 P—R 间期和 Q—T 间期的时间。

(2)测量相邻的两个心电周期中的 P 波与 P 波(正常情况下也可用 R 波与 R 波)的间隔时间,计算心率(心率=60/P—P 间隔时间)。

(3)判定所记录的心电图是否为窦性心律、心律是否规则整齐及有无期前收缩或异位节律。

模拟实验十一　家兔动脉血压的神经和体液调节

一、实验目的

本实验采用直接测量和记录动脉血压的方法观察神经和体液因素对动脉血压的调节作用。

二、实验方法与步骤

(1)家兔动脉血压的神经和体液调节模拟实验窗口(图 3-11-1):家兔颈部动脉插管用三通压力换能器和水银检压计相连,水银检压计指示动脉血压,家兔呼吸运动用腹部动画展现,并与仿真记录仪记录的血压曲线二级波同步。

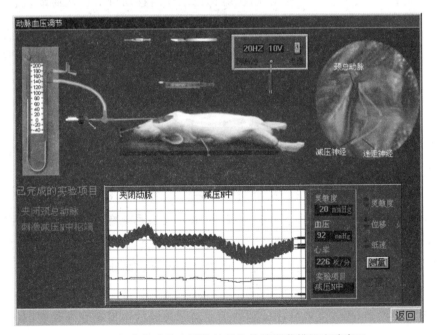

图 3-11-1　家兔动脉血压的神经和体液调节模拟实验窗口

(2)手术刀:鼠标单击手术刀并将其拖动至家兔颈部释放,启动动脉插管录像;动脉插管录像结束,记录仪描记动脉血压曲线。鼠标单击手术刀并将其拖动至家兔颈部手术放大图的神经上方释放,切断神经。

(3)仿真三道记录仪:第一道记录动脉血压曲线,第二道记录心率,第三道记录实验项目标记。仿真记录仪面板设有"灵敏度""位移""纸速"按钮,面板设有数字显示框,分别显示记录仪第一道灵敏度、动脉血压、心率、实验项目。

(4)刺激器:打开电源开关后,鼠标单击刺激电极,并将其拖动至家兔颈部手术放大图的神经上方释放。释放位置不同,可分别刺激迷走神经中枢端、迷走神经末梢端、主动脉神经中枢端、主动脉神经末梢端,记录各自引起的动脉血压变化。

(5)注射器:鼠标单击注射器并将其拖动至家兔耳部上方释放,向输入框输入药品剂量,单击"确定",药品从家兔耳缘静脉注入。动脉血压因药物作用而发生变化,药品剂量为 0.3 mL 1∶10000 去甲肾上腺素。

(6)"测量"按钮:单击"测量"按钮,仿真记录仪显示所做实验项目的实验曲线。仿真记录仪面板按钮变为图标按钮,有"放大"缩小""压缩""扩展""定位"图标按钮,分别可使仿真记录仪内的实验曲线纵向放大或缩小、横向压缩或扩展,"定位"图标按钮可使所选记录曲线处的位置移到仿真记录仪左边框。

(7)测量状态:在测量状态下,鼠标在仿真记录仪内移动可对实验曲线进行测量,并从仿真记录仪的面板数字显示框"血压"和"Time"中读出血压和心动周期时间。在曲线上单击可测量相对值。拖动仿真记录仪面板上的滚动条,可使实验曲线向左、右滚动,显示前后实验。

(8)鼠标单击"返回"按钮,程序返回模拟实验室窗口。

三、观察项目

(1)观察正常血压波动曲线。血压曲线有时可看到三级波:一级波(心搏波)——由心室舒缩引起的血压波动,频率与心率一致,但由于记录系统有较大的惯性,因此波动幅度不能真实反映收缩压与舒张压的高度;二级波(呼吸波)——由呼吸运动引起的血压波动;三级波——常不出现,可能由血管运动中枢紧张性的周期性变化所致。

(2)用动脉夹夹闭右侧颈总动脉 5~10 秒,观察血压变化。

(3)开启刺激器,用连续电脉冲分别刺激主动脉神经的中枢端和外周端,观察血压的变化。

(4)刺激迷走神经的中枢端和外周端,观察血压变化。

(5)静脉注射 0.3 mL 1∶10000 去甲肾上腺素,观察血压变化。

四、结果及分析

列表描述各步骤的结果，并讨论上述实验结果的神经和体液调节机制。

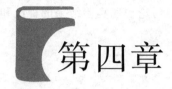

第四章

拓展实验模块

　　为了更好地拓展学生的科学视野,本书推荐了 10 个供学生课外选做的拓展实验,学生可以自行选择。学校希望这本拓展实验集能切实增大学生拓展实验的选择性,进一步帮助学生规范实验技能和要求,确保学生有质量地完成这 10 个科学实验,提升科学素养,培养创新精神与实践能力。

　　拓展实验的范围和条件可以使我们发现生理学常规认识上的一些问题,因此我们拓展并深化大量经典实验来发现新的知识。要明白,正确的道理必须从多角度、多层次上进行认真归纳总结,而不是通过一两个实验或观察就下定论。

拓展实验一　红细胞渗透脆性测定

一、实验目的

(1)观察红细胞在不同低渗溶液中的情况,学会测定红细胞脆性的方法和配制不同浓度的 NaCl 溶液,加深对渗透压、红细胞渗透脆性等知识的理解。

(2)正确判断和记录实验结果,根据结果分析血浆晶体渗透压的生理意义。

二、实验原理

正常情况下,哺乳类动物红细胞内的渗透压与血浆渗透压相等,约相当于 0.9% NaCl 溶液的渗透压。因此,将红细胞悬浮于等渗的 NaCl 溶液中,其形态和容积可保持不变。若将红细胞置于低渗的 NaCl 溶液中,则水分可进入红细胞使之膨胀,甚至破裂溶解从而发生溶血。故临床上常用不同浓度的低渗 NaCl 溶液来测定红细胞膜的渗透脆性。开始出现溶血现象的低渗盐溶液浓度为该血液红细胞的最小抵抗力,即最大脆性(正常值为 0.42%～0.46% NaCl 溶液);出现完全溶血时的低渗溶液浓度,则为该血液中红细胞的最大抵抗力,即最小脆性(正常值为 0.32%～0.34%NaCl 溶液)。对低渗盐溶液的抵抗力小表示红细胞的脆性大,反之则表示脆性小。

三、实验用品

实验用品:家兔、试管架、10 mL 小试管 10 支、滴管、2 mL 注射器 1 个、8 号针头、1% NaCl 溶液、蒸馏水、1 mL 吸管 2 支。

四、实验步骤

(1)低渗 NaCl 溶液的配制:取小试管 10 支,编号并排列在试管架上,按表 4-1-1 所示将成分加入各试管,配制 10 种不同浓度的低渗 NaCl 溶液。

表 4-1-1　低渗 NaCl 溶液的配制

试剂	试管号									
	1	2	3	4	5	6	7	8	9	10
1% NaCl 溶液/mL	0.9	0.65	0.6	0.55	0.5	0.45	0.4	0.35	0.3	0.25
蒸馏水/mL	0.1	0.35	0.4	0.45	0.5	0.55	0.6	0.65	0.7	0.75
NaCl 的浓度/%	0.9	0.65	0.6	0.55	0.5	0.45	0.4	0.35	0.3	0.25

(2)加入血液:用干燥的 2 mL 的注射器,从兔耳缘静脉取血 1 mL 血,向每个试管内各加入 1 滴,摇匀,在室温下静置 1 h。

(3)结果判断:

①未发生溶血的试管:液体下层为浑浊红色,上层为无色透明,表明无红细胞破裂。

②部分溶血的试管:液体下层为混浊红色,而上层出现透明红色,表明部分红细胞已破裂,称为不完全溶血。出现不完全溶血的最大低渗盐溶液,是该血液红细胞的最小抵抗力,表示红细胞的最大脆性。

③全部溶血的试管:液体完全变成透明红色,表明红细胞完全破裂,称为完全溶血。出现完全溶血的最大低渗溶液,为该血液红细胞的最大抵抗力,表示红细胞的最小脆性。

(4)记录:开始溶血的 NaCl 溶液浓度与完全溶血时的 NaCl 溶液浓度,即红细胞脆性范围。

五、注意事项

(1)配制不同浓度的低渗盐溶液时,小试管的管径与大小应一致。加抗凝血量要准确一致,只加 1 滴。

(2)混匀时,用手指堵住试管口,轻轻倾倒一两次,减少机械振动,避免人为的溶血。

(3)抗凝剂最好用肝素,其他抗凝剂可改变溶液的渗透压。

六、分析与思考

(1)红细胞在低渗溶液中为什么会出现体积膨胀甚至破裂?

(2)红细胞并不是一被置于低渗溶液中就会立即破裂,其中机制如何?

拓展实验一 红细胞渗透脆性测定实验报告

一、理论知识

二、实验目的

三、实验原理

四、实验材料

五、实验方法(步骤)

1.

注意事项:

2.

注意事项:

3.

注意事项:

4.

注意事项：

5.

注意事项：

6.

注意事项：

六、实验结果

七、实验分析

八、思考

(1)红细胞在低渗溶液中为什么会出现体积膨胀甚至破裂？

(2)红细胞并不是一被置于低渗溶液中就会立即破裂,其中机制如何？

成　　绩：＿＿＿＿＿

教师签名：＿＿＿＿＿

拓展实验二　红细胞沉降率的测定

一、实验目的

了解红细胞沉降率实验的方法,观察红细胞沉降现象。

二、实验原理

将正常抗凝的血液静置一段时间后,其中的红细胞将发生沉降,但沉降的速度缓慢,正常男性为第一个小时不超过 3 mm,女性不超过 10 mm,这说明正常红细胞在血浆中有一定的悬浮稳定性。本实验将一定量的抗凝全血灌注于特制的韦氏血沉管(Westrgren沉降管)中,直立于血沉架上静置;1 h 后读取红细胞下沉后所暴露出的血浆段高度即为血沉。通常以第 1 h 末红细胞下降的距离作为沉降率的指标。在临床上,某些疾病可显著地引起患者红细胞沉降率加速,因此,红细胞沉降率测定具有一定的临床诊断意义。

三、实验用品

实验用品:家兔、5 mL 容量小瓶、韦氏沉降管、血沉架、5 mL 注射器、8 号注射针头、3.8%枸橼酸钠溶液。

四、实验步骤

(1)抗凝血液的制备:准备一只盛有 0.4 mL 3.8%枸橼酸钠溶液的 5 mL 容量小瓶;然后用注射器从兔耳缘静脉取血 2 mL,准确地将 1.6 mL 血液注入小瓶内,颠倒小瓶3 次或 4 次,使血液与抗凝剂充分混匀,但需避免剧烈振荡,以免破坏红细胞。

(2)红细胞沉降:用韦氏血沉管吸取上述抗凝血液到刻度"0"处,不能有气泡混入。擦去尖端周围的血液,将血沉管垂直固定于血沉架上静置,并记录时间。

(3)记录:室温中静置 1 h,观察血沉管内血浆层的高度并记录毫米(mm)数值,该值即为红细胞沉降率(mm/h)。

五、注意事项

(1)抗凝剂与血液的比例为 $1:4$,混合应充分。

(2)用韦氏血沉管吸取抗凝血液时,不能有气泡混入。

(3)在颠倒、摇匀抗凝剂与血液的混合液时,应避免剧烈振荡,以免破坏红细胞。

(4)无凝血及溶血,并在 3 h 内完成测定。

(5)有些患者血沉先快后慢,有的先慢后快,因此绝不允许只观察 30 min 沉降率,并将最后数值乘以 2 作为 1 h 的血沉结果。

(6)观察结果必须准确掌握在 1 h 末。

实验报告

拓展实验二　红细胞沉降率的测定实验报告

一、理论知识

二、实验目的

三、实验原理

四、实验材料

五、实验方法(步骤)

1.

注意事项：

2.

注意事项：

3.

注意事项：

4.

注意事项：

5.

注意事项：

6.

注意事项：

六、实验结果

七、实验分析

八、思考

(1)红细胞沉降率的改变提示血液的何种理化性质发生了变化？

(2)如何证明影响血沉的因素是血浆而不是红细胞，试解释其原因。

成　　绩：＿＿＿＿＿＿＿

教师签名：＿＿＿＿＿＿＿

拓展实验三 出血时间和凝血时间测定

一、实验目的

学会测定出血时间、凝血时间的方法,记录测定结果并判定其是否正常。

二、实验原理

出血时间指从伤口出血起至出血自行停止所需的时间,实际上是测量微小血管伤口封闭所需的时间,用以检查凝血过程是否正常。出血时间的长短与小血管的收缩,血小板的黏着、聚集、释放以及血小板血栓形成等有关。凝血时间指血液流出血管到出现纤维蛋白细丝所需的时间,用以检查血凝过程的快慢。它反映有无凝血因子缺乏或减少。

三、实验用品

实验用品:采血针、75％酒精棉球、干棉球、秒表、滤纸条、载玻片、大头针等。

四、实验步骤

（一）出血时间的测定

以 75％酒精棉球消毒耳垂或指端后,用消毒后的采血针刺入皮肤 2～3 mm,让血自然流出,勿用手挤压,记下时间。每隔 30 s 用滤纸条轻触血液(不要触及皮肤),吸干流出的血液,使滤纸上的血点依次排列,直到无血液流出为止,记下开始出血至停止出血的时间,或以滤纸条上血点数除以 2,即为出血时间。正常人为 1～4 min。

（二）凝血时间的测定

操作同上,刺破耳垂或指端,用干棉球轻轻擦去第一滴血,待血液重新流出开始计时。用玻片接下自然流出的第二滴血,记下时间,然后每隔 30 s 用大头针针尖挑血一次,直至挑起细纤维血丝,则表示开始凝血。从开始流血到挑起细纤维血丝的时间为凝血时间。通过此法测定,正常人凝血时间为 2～8 min。

五、注意事项

(1)采血针应锐利,刺入深度要适宜,让血自然流出,不可挤压,如果刺入过深,则组织受损过重,会使凝血时间缩短。

(2)针尖挑血,应朝向一个方向横穿直挑,切勿多方向挑动或过多次数挑动,以免破坏纤维蛋白网状结构,造成不凝假象。

实验报告

拓展实验三 出血时间和凝血时间测定实验报告

一、理论知识

二、实验目的

三、实验原理

四、实验材料

五、实验方法(步骤)

1.

注意事项:

2.

注意事项:

3.

注意事项:

4.

注意事项：

5.

注意事项：

6.

注意事项：

六、实验结果

七、实验分析

成　　绩：＿＿＿＿＿＿

教师签名：＿＿＿＿＿＿

拓展实验四　微循环血流的观察

一、实验目的

用显微镜观察蛙肠系膜的小动脉、毛细血管和小静脉,了解其血流特点和某些因素对血管舒缩活动的影响。

二、实验原理

微循环是指微动脉和微静脉之间的血液循环。组成微循环的血管壁薄,血流缓慢,是血液与组织之间物质交换的主要场所。利用显微镜直接观察蛙类的肠系膜微循环血流的特征:小动脉内血流较快,不均匀,有时可见脉搏样波动,能分辨出轴流与壁流;小静脉内流速较慢,但比毛细血管中的血流快,没有脉搏样波动,看不到壁流。

三、实验用品

实验用品:蛙或蟾蜍、显微镜、蛙类手术器械、蛙板、1 mL 注射器、大头针、大烧杯、棉球,20%氨基甲酸乙酯溶液、3%乳酸溶液、0.01%组胺溶液、0.01%去甲肾上腺素溶液、林格溶液。

四、实验步骤

(一)手术操作

(1)麻醉:用20%氨基甲酸乙酯溶液(2 mg/g)进行皮下淋巴囊注射,10～15 min 后蛙进入麻醉状态,将蛙固定在蛙板上。

(2)肠系膜标本制备:在蛙腹部旁侧剪开腹壁,拉出一段小肠,将肠系膜展开,用大头针固定在蛙板上。

（二）观察项目

（1）低倍镜观察：观察并区分出小动脉、小静脉和毛细血管，观察其中血流速度的特征及血细胞在血管内的流动情况。

（2）高倍镜观察：观察各种血管的血流状况和血细胞形态。

① 滴加 3% 乳酸溶液 2 滴或 3 滴，观察血管有何变化？观察后用林格溶液冲洗。

② 滴加 0.01% 去甲肾上腺素溶液 1 滴，观察血管及血流的变化，观察后用林格溶液冲洗。

③ 滴加 0.01% 组胺溶液 1 滴，观察血管有何变化。

五、注意事项

（1）麻醉不可过深。

（2）展开、固定肠系膜时，牵拉不可太紧，以免损伤肠系膜或阻断血流。

（3）随时滴加林格溶液，防止肠系膜干燥。

实验报告

拓展实验四　微循环血流的观察实验报告

一、理论知识

二、实验目的

三、实验原理

四、实验材料

五、实验方法（步骤）

1.

注意事项：

2.

注意事项：

3.

注意事项：

4.

注意事项：

5.

注意事项：

6.

注意事项：

六、实验结果

七、实验分析

成　　绩：＿＿＿＿＿＿

教师签名：＿＿＿＿＿＿

拓展实验五　人体心电图描记

一、实验目的

初步学习心电图机的使用方法,学会辨认和测量正常Ⅱ导联心电图波形。

二、实验原理

心脏兴奋时产生的生物电变化,可通过心脏周围的导电组织和体液传导到体表。将心电图机的引导电极置于体表一定部位描记下来的图形,称为心电图。心电图反映整个心脏兴奋的产生、传导和恢复过程中的电变化,在临床上有很大的实用价值。

三、实验用品

实验用品:心电图机、导联线、分规、导电膏、75%酒精棉球。

四、实验步骤

(1)接通心电图机电源线,打开电源开关,预热5 min。

(2)让受试者静卧于检查床上,肌肉放松,分别用酒精棉球、导电膏擦涂受试者左、右前臂屈侧腕关节上方和左、右脚内踝上方。将心电图机的导联线按红、黄、绿、黑色分别连接在右臂、左臂、左腿、右腿相应位置。白色为胸导联导线。

(3)调整心电图机的参数和描笔位置,然后依次描记Ⅰ、Ⅱ、Ⅲ、aVR、aVL、aVF、V1、V3、V5导联的心电图。在所描记的心电图纸上标明导联、日期、受试者姓名、性别和年龄。

(4)心电图的测量与分析(图4-5-1)。

①辨认Ⅱ导联波形:在心电图上辨认并标记出P波、QRS波群、T波、P—R间期、ST段、Q—T间期。

②测量波幅和持续时间:心电图纸上的纵坐标表示电压,每小格为1 mm,代表

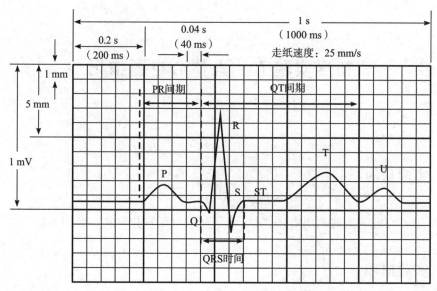

图 4-5-1   心电图的测量与分析

0.1 mV。向上的波用分规从基线上缘量至波峰顶点,向下的波则从基线下缘量至波谷底点。横坐标表示时间,纸速为 25 mm/s 时,每小格为 1 mm,代表 0.04 s。持续时间的测量是向上的波在基线下缘进行测量,向下的波在基线上缘进行测量。分别对 P 波、QRS 波群、T 波、P—R 间期、Q—T 间期、ST 段进行测量。

③测定心率:测量相邻两个心动周期的 R—R 间期(或 P—P 间期)所经历的时间,根据以下公式计算。

$$心率(次/分)=60/R—R\ 间期$$

④心律的分析:包括主导节律的判定、心律是否规则整齐等(窦性心律表现为:P 波在Ⅱ导联直立,aVR 导联中倒置,P—R 间期≥0.12 s;如果心电图中最大的 P—P 间隔和最小的 P—P 间隔时间相差大于 0.12 s,称为窦性心律不齐)。

五、注意事项

(1)描记心电图时,受检者的呼吸应保持平稳,肌肉一定要放松,避免出现肌紧张而干扰结果;引导电极与皮肤应紧密接触,以防基线漂移和干扰。

(2)在描记人体心电图时首先应该注意安全,防止漏电伤人。

实验报告

拓展实验五　人体心电图描记实验报告

一、理论知识

二、实验目的

三、实验原理

四、实验材料

五、实验方法（步骤）

1.

注意事项：

2.

注意事项：

3.

注意事项：

4.

注意事项：

5.

注意事项：

6.

注意事项：

六、实验结果

七、实验分析

成　　绩：＿＿＿＿＿＿＿＿

教师签名：＿＿＿＿＿＿＿＿

拓展实验六 胸膜腔负压的测定

一、实验目的

(1)学习胸膜腔内负压的测定方法。

(2)观察在呼吸周期中胸膜腔内负压的变化。

二、实验原理

胸膜腔是由胸膜脏层与壁层所构成的密闭而潜在的间隙。胸膜腔内的压力通常低于大气压,称为胸内负压。胸内负压的大小随呼吸周期的变化而改变。吸气时,肺扩张,回缩力增强,胸内负压加大;呼气时,肺缩小,回缩力减小,负压减小。一旦胸膜腔与外界相通造成开放性气胸,则胸内负压消失。

三、实验用品

实验用品:家兔、手术台、常用手术器械、止血钳、粗注射针头、"U"形水检压计、橡皮管、20%氨基甲酸乙酯溶液。

四、实验步骤

(1)将动物麻醉后,背位固定于兔体手术台上剪去颈部与右前胸部的被毛。

(2)分离气管,插入气管插管。

(3)将粗针头与水检压计连接。插入胸膜腔之前,需将针头尖部磨钝,并检查针孔是否通畅,连接处是否漏气。

(4)在右腋前线第4或第5肋骨上线,将针头垂直刺入胸膜腔内。当看到检压计内的红色水柱随呼吸运动而上下移动时,说明针头已进入胸膜腔内,应停止进针,并将其固定于这一位置。穿刺时,针头斜面应朝向头侧,首先用较大的力量穿透皮肤,然后控制进针力量,用手指抵住胸壁,以防刺入过深。

(5)观察实验动物吸气与呼气时检压计水柱移动的幅度,记下平静呼吸时胸内负压的数值,此时吸气与呼气均为负值。

(6)在气管插管的一个侧管上接一长约 1 m、内径为 0.7 cm 的橡皮管,夹闭另一侧管,使呼吸运动加强,观察呼气和吸气时检压计水柱的波动,记下其胸内负压的数值。

五、注意事项

(1)进行穿刺时,要控制好进针力度,以免刺破肺组织。

(2)穿刺针头与橡皮管和检压计的连接须严密,不可漏气。

实验报告

拓展实验六 胸膜腔负压的测定实验报告

一、理论知识

二、实验目的

三、实验原理

四、实验材料

五、实验方法(步骤)

1.

注意事项:

2.

注意事项:

3.

注意事项:

4.

注意事项：

5.

注意事项：

6.

注意事项：

六、实验结果

七、实验分析

八、思考

胸内负压是如何形成的？维持胸内负压有何条件？

成　　绩：＿＿＿＿＿＿

教师签名：＿＿＿＿＿

拓展实验七　胃肠运动的观察

一、实验目的

(1)直接观察麻醉状态下家兔在体胃肠的运动形式,加深对蠕动和分节运动的认识。

(2)观察神经因素和体液因素对家兔胃肠运动的影响。

二、实验原理

食物的机械性消化是通过胃肠运动实现的,而正常人和动物的胃肠运动是在神经和体液因素共同调节下进行的。胃肠运动受自主神经系统和内在神经系统的支配,自主神经又包括交感神经和副交感神经,通常情况下两者在对同一器官进行调节时既相互拮抗又相互协调,但以副交感神经的作用占优势。交感神经兴奋时,胃肠运动减弱;副交感神经兴奋时,胃肠运动加强。胃肠的内在神经是由黏膜下神经丛和肌间神经丛构成的一个完整的、相对独立的整合系统,在胃肠活动的调节中具有十分重要的作用,但在整体情况下,受外来神经的支配。同时,胃肠运动及消化液分泌还受一些体液因素的影响。神经、体液因素的改变必然影响消化道功能。

三、实验用品

实验用品:家兔;哺乳类动物手术器械、婴儿秤、兔手术台、电刺激器、保护电极、玻璃分针、纱布、烧杯、滴管、注射器;20%氨基甲酸乙酯溶液、1∶10000的乙酰胆碱溶液、1∶10000的肾上腺素溶液、阿托品注射液、新斯的明注射液、温热的生理盐水。

四、实验步骤

(一)手术操作过程

(1)称重、麻醉、固定:取家兔一只,称重,由耳缘静脉注射20%氨基甲酸乙酯溶液(按

5 mL/kg 体重),待家兔麻醉后,将其仰卧位固定于兔手术台上。

(2)颈部手术操作:剪去颈部的毛,沿颈中线做一 5～7 cm 的皮肤切口,分离皮下组织及肌肉,暴露并分离气管。在气管的一侧,找出颈总动脉鞘,用玻璃分针分离出迷走神经,用棉线穿过其下方,打活结,备用;或从膈肌下方食管的末端用玻璃分针分离出迷走神经的前支,穿线备用。

(3)腹部手术操作:

①将腹部的毛剪去,自剑突下 0.5 cm 沿腹正中线切开腹壁 4～5 cm,并在切口两边缘正中位置,用止血钳夹住腹壁向外上方牵拉,充分暴露胃肠,在切口两侧敷以温热的生理盐水纱布。

②找出并分离内脏大神经:用温热的生理盐水纱布将小肠轻轻推向右侧,暴露左侧肾脏,在肾脏的上方近中线处找到一粉红色黄豆大小的肾上腺,沿肾上腺向上可找到左侧内脏大神经(或在与肾上腺静脉成 45°的方位寻找)。用玻璃分针分离出神经后,安置上保护电极,备用。

(二)实验项目的观察

(1)观察正常情况下胃肠的运动状况,主要观察胃的蠕动、小肠的蠕动和分节运动,再用手指触摸胃肠以了解其紧张度。

(2)结扎并剪断颈部迷走神经,用中等强度的电刺激连续刺激其外周端,观察胃肠运动的变化;或者用中等强度的电刺激连续刺激膈下迷走神经,观察胃肠运动的变化。

(3)用连续电刺激(5～10 V,30～40 Hz)刺激内脏大神经,观察胃肠运动的变化。

(4)在胃肠上直接滴加 1：10000 的肾上腺素溶液 5～10 滴,观察胃肠运动的变化。

(5)在胃肠上直接滴加 1：10000 的乙酰胆碱溶液 5～10 滴,观察胃肠运动的变化。

(6)由耳缘静脉缓慢注射新斯的明注射液(0.2～0.3 mg),观察胃肠运动的变化。

(7)在新斯的明作用的基础上,由耳缘静脉缓慢注射阿托品注射液 0.5 g,观察胃肠运动的变化。

五、注意事项

(1)实验前应给动物喂食,不要在动物饥饿状态下进行麻醉。

(2)麻醉前抽取的药量要比实际计算的药量多一些,给药时要缓慢,并密切观察麻醉深度的指标,应尽量避免出现麻醉过浅而影响实验进程或麻醉过深导致动物死亡的情况。

(3)在手术操作过程中手法要轻重适当,禁止粗暴操作,避免造成出血而影响实验进行。

(4)为便于观察,可在腹部切口两侧用止血钳夹住腹壁,向外上方提起。

（5）用温热的生理盐水为胃肠提供湿润的环境,避免胃肠暴露时间过长而影响其运动。

（6）每完成一个实验项目后,应间隔数分钟再进行下一个实验项目。

实验报告

拓展实验七　胃肠运动的观察实验报告

一、理论知识

二、实验目的

三、实验原理

四、实验材料

五、实验方法(步骤)

1.

注意事项:

2.

注意事项:

3.

注意事项:

4.

注意事项：

5.

注意事项：

6.

注意事项

六、实验结果

七、实验分析

八、思考

(1)胃肠运动形式有何异同？

(2)如何理解自主神经对胃肠运动的影响？

成　绩：＿＿＿＿＿＿

教师签名：＿＿＿＿＿＿

拓展实验八 消化道平滑肌的生理特性的观察

一、实验目的

(1)了解离体小肠平滑肌运动的模拟实验操作。

(2)理解小肠平滑肌运动的特点及影响因素。

二、实验原理

消化道平滑肌具有肌组织的共同特性,如兴奋性、自律性、传导性和收缩性,但消化道平滑肌的这些特性又不同于心肌和骨骼肌,有其明显的自身特点。例如,小肠平滑肌兴奋性较骨骼肌低;收缩的潜伏期、收缩期和舒张期所占的时间比骨骼肌的长,而且变异很大;离体后置于适宜的环境内,仍能进行良好的节律性运动,但其收缩很缓慢,节律性远不如心肌的规则;经常保持一种微弱的持续收缩状态,即紧张性;对电刺激较不敏感,但对牵张、温度变化和化学刺激则特别敏感等。本实验意在观察当内环境理化因素改变时消化道平滑肌生理特性的变化。

三、实验用品

实验用品:家兔;离体肠肌运动模拟实验窗口、麦氏浴槽、离体肠肌、仿真二道记录仪、试剂架、试剂滴瓶;氢氧化钠溶液、1:100000 的乙酰胆碱溶液、25 ℃台式液、1:100000的肾上腺素溶液、盐酸。

四、实验步骤

(1)打开离体肠肌运动模拟实验窗口。

(2)鼠标单击麦氏浴槽放水口,连接胶管上的螺丝夹,可使麦氏浴槽内的蒂罗德溶液流出;麦氏浴槽进水口连接胶管上的螺丝夹打开,正常蒂罗德溶液流入麦氏浴槽内,达到冲洗、换液功能。

（3）将离体肠肌上端用棉线与张力换能器相连,适当调节换能器的高度,使标本与换能器的连线松紧度合适,正好悬挂在药液管中央,避免标本与药液管的管壁接触而影响实验结果。肠肌活动的频率和幅度可通过离体肠肌运动的动画和换能器弹性悬臂梁得到展现。

（4）打开仿真二道记录仪,上线记录离体肠肌收缩曲线,收缩曲线基线的高低表示小肠平滑肌紧张性的高低,收缩曲线的幅度大小表示小肠平滑肌收缩活动的强弱;下线记录实验项目标记。仿真记录仪面板设有灵敏度、位移、纸速、停止按钮,面板上还设有数字显示框,分别显示记录仪上线灵敏度、肠肌收缩力度、实验项目、实验时间。

（5）选择试剂架放置试剂滴瓶,鼠标左键单击某一药品或试剂瓶的滴头并将其拖动至麦氏浴槽上方释放,分别滴加:

①盐酸:观察并记录其收缩幅度,待反应稳定后换液冲洗。

②氢氧化钠溶液:记录其收缩幅度,待反应稳定后换液冲洗。

③25 ℃的蒂罗德溶液:灌流肠肌,观察并记录其收缩幅度,待反应稳定后换液冲洗。

④1∶100000的肾上腺素溶液:观察其反应,待反应稳定后换液冲洗。

⑤1∶100000的乙酰胆碱溶液:观察其反应,记录反应结果。

五、注意事项

（1）每次滴加药物之前均应换液冲洗。

（2）每项实验现象出现后,应待肠肌恢复正常运动后再进行下一项目。

（3）严格遵守操作次序。

实验报告

拓展实验八　消化道平滑肌的生理特性的观察实验报告

一、理论知识

二、实验目的

三、实验原理

四、实验材料

五、实验方法(步骤)
1.

注意事项:

2.

注意事项:

3.

注意事项:

4.

注意事项：

5.

注意事项：

6.

注意事项：

六、实验结果

七、实验分析

八、思考

(1)为什么离体小肠具有自律性运动？

(2)消化道平滑肌的生理特性与骨骼肌、心肌相比较有何特点？

(3)能够明显刺激小肠活动的因素有哪些？试分析这些因素与消化功能的关系。

成　　绩：＿＿＿＿＿＿＿

教师签名：＿＿＿＿＿＿

拓展实验九　影响尿生成的因素

一、实验目的

（1）观察若干因素对家兔尿生成的影响。

（2）如实记录实验结果，并分析其作用机制。

二、实验原理

尿的生成过程包括肾小球滤过、肾小管与集合管的重吸收和分泌过程。肾小球滤过受滤过膜通透性、血浆胶体渗透压、肾小球血浆流量、肾小球毛细血管压等因素的影响，后两者又受肾交感神经以及肾上腺素、去甲肾上腺素等体液因子的影响；肾小管重吸收受小管液中溶质浓度等因素的影响。此外，影响尿液浓缩和稀释机制的因素，影响血管升压素释放的因素，影响肾素-血管紧张素-醛固酮系统的因素以及循环血量、全身动脉血压等都能对尿生成产生影响。

三、实验用品

实验用品：家兔、生物信号采集系统、计算机、哺乳类动物手术器械一套、保护电极、受滴器、压力换能器、输尿管插管或膀胱插管、动脉插管、气管插管、注射器、尿糖试纸、培养皿、滴管；1％戊巴比妥钠溶液（或 20％氨基甲酸乙酯溶液）、0.1％肝素溶液、20％葡萄糖溶液、1∶10000去甲肾上腺素溶液、垂体后叶素、呋塞米、生理盐水。

四、实验步骤

（1）一般手术的称重、麻醉、仰卧固定（麻醉、固定的方法与前面的相同）。

（2）颈部手术和血压描记的方法与哺乳动物动脉血压调节实验相同。分离右侧颈迷走神经，穿线备用，有条件时可做一颈外静脉插管，外端三通开关，以备静脉注射药物使用。

(3)尿液收集可以采用膀胱插管或输尿管插管的方法：

①膀胱插管：在耻骨联合上缘沿正中线向前做一 2～3 cm 长的纵行皮肤切口，沿腹白线切开腹部，注意不要切到充盈的膀胱壁，将膀胱慢慢地移出体外（动作轻柔以避免刺激强烈而引起家兔排尿），将膀胱向上翻转分离出尿道入口并穿线结扎；再翻转膀胱，并在其顶部毛细血管稀少的区域做一荷包缝合，在荷包中心做一小切口，插入注满水的膀胱插管，收紧缝合线扎紧。手术完毕，将插管的膀胱送回腹腔，缝合腹腔切口，并用温盐水纱布覆盖术区，以维持腹腔内温度。膀胱插管通过橡胶管连接记滴装置。

②输尿管插管：在耻骨联合上缘沿正中线向前剪一 4 cm 长的纵行皮肤切口，沿腹白线切开腹腔，将膀胱慢慢移出体外，在底部找到膀胱三角，仔细辨认输尿管，将两侧输尿管与周围组织轻轻分离。穿线将双侧输尿管近膀胱端结扎，在结扎点的上方剪一斜切口，切口约为管径一半，将两根充满生理盐水的细塑料管向肾脏方向分别插入输尿管内，并穿线结扎固定，随后可见尿液从细塑料管内慢慢逐滴流出。手术完毕，将膀胱送回腹腔，缝合腹部切口，并用温盐水纱布覆盖术区，以维持腹腔内温度，细塑料管另一端连至受滴器。

(4)连接并开启实验装置。

(5)观察：

①观察并记录正常的血压和尿量作为对比。

②增加循环血量，降低血浆渗透压：经耳缘静脉或颈外静脉插管缓慢注射 37 ℃注射用生理盐水 20 mL，观察血压和尿量变化。

③间歇刺激颈迷走神经外周端：剪断右侧颈迷走神经，以中等强度重复脉冲，采取短暂间歇多次的刺激方法，刺激右侧颈迷走神经外周端，使血压下降并维持在 50 mmHg 左右大约 2 min，观察尿量有何变化。

④注射高渗葡萄糖：注射前先取 2 滴尿液做尿糖定性试验，观察是否阳性；然后由耳缘静脉或颈外静脉插管注射 20% 葡萄糖溶液 2 mL，观察血压和尿量变化。在尿量明显增多时，重新取 2 滴尿液做尿糖定性试验。待尿量恢复至注射葡萄糖前水平时，再取 2 滴尿液做尿糖定性试验。

⑤注射呋塞米：经耳缘静脉或颈外静脉插管注射呋塞米 2 mg/mL，观察血压和尿量变化。

⑥注射垂体后叶素：经耳缘静脉或颈外静脉插管注射，观察血压和尿量变化。

(6)拓展项目：

①注射去甲肾上腺素：经耳缘静脉或颈外静脉插管注射 1∶100000 去甲肾上腺素溶液 5 mL，观察血压和尿量变化。

②放血：分离另一侧股动脉，插管放血，使血压迅速下降至 10.7 kPa(80 mmHg)以下，观察血压和尿量变化。

③补充生理盐水：放血后，再迅速从耳缘静脉或颈外静脉插管注射温热(约 37 ℃)生理盐水，观察血压和尿量变化。

五、注意事项

(1)每个观察项目操作前后均须有对照血压和尿量的记录。

(2)腹部切口不宜过大，并注意保温。

(3)手术操作应轻柔，避免造成损伤性尿闭。

(4)输尿管插管不能扭曲，以免引流不畅。

(5)本实验要做多次静脉注射，应注意保护耳缘静脉，静脉穿刺从耳尖开始，逐步移向耳根部。

(6)若采取经颈外静脉插管注射给药的方法，则应在药物注射完毕后，再推入少许生理盐水，以便将储留在插管内的药物全部注入动物体内。

(7)每进行一次实验，均应等待血压和尿量基本恢复到对照值后再进行。

实验报告

拓展实验九　影响尿生成的因素实验报告

一、理论知识

二、实验目的

三、实验原理

四、实验材料

五、实验方法（步骤）

1.

注意事项：

2.

注意事项：

3.

注意事项：

4.

注意事项：

5.

注意事项：

6.

注意事项：

六、实验结果

七、实验分析

八、思考
静脉注射高渗葡萄糖后，尿量为什么会增多？

成　　绩：_____

教师签名：_____

拓展实验十　感觉器官功能实验

一、瞳孔对光反射和近反射

（一）实验目的

观察视调节反射和瞳孔对光反射现象,学会瞳孔对光反射和近反射的检查方法。

（二）实验用品

实验用品:手电筒。

（三）实验步骤

布置一间暗室,实验最好在暗室中进行。

1. 瞳孔对光反射

(1)受检者坐在较暗处,检查者先观察受检者两眼瞳孔的大小,然后用手电筒照射受检者一侧眼,立即可见受照眼瞳孔缩小(直接对光反射);停止照射,瞳孔恢复原状。

(2)用手沿受检者鼻梁将两眼视野分开,再用手电筒照射一侧眼,可见另一眼的瞳孔也缩小,此称为间接对光反射,又称互感性对光反射。

2. 瞳孔近反射

受检者注视正前方 5 m 外某一物体(但不要注视灯光),检查者观察其瞳孔大小。告诉受检者,当物体移近时必须目不转睛地注视物体。然后将物体迅速地移向受检者眼前,观察其瞳孔有何变化,并注意两眼球会聚现象。正常成人瞳孔直径为 2.5～4.0 mm(可变动于 1.5～8.0 mm)。

（四）注意事项

在视调节反射实验中,当目标由远移近时,受检者眼睛必须始终注视目标。

二、视力的测定

（一）实验目的

学习视力测定的方法，理解视力测定的原理。

（二）实验用品

实验用品：远视力表、指示棒、米尺。

（三）实验步骤

（1）将视力表挂在光线充足、照明均匀的墙上，使表上的第 10 行符号与受检者眼睛处于同一水平高度。

（2）在距视力表 5 m 处画一横线，受检者面对视力表，站在横线处。

（3）遮住受检者一眼，测试另一眼。检查者用指示棒从上往下逐行指示表上符号，每指一符号，令受检者说出表上"E"或"C"缺口的方向，直至受检者辨认不出为止。受检者能分辨的最后一行符号的表旁数值，代表受检者的视力。

（4）用同法检测另一眼的视力。

三、色盲检查

（一）实验目的

学会检查色盲的方法。

（二）实验用品

实验用品：色盲检查图。

（三）实验步骤

（1）色盲检查图种类多，在使用前应详细阅读说明书。

（2）在充足均匀的自然光线下，检查者逐页翻开检查图，让受检者尽快回答出所见的数字或图形，注意回答正确与否，时间是否超过 30 s。倘若有误，应按色盲检查图的说明进行判定。

四、声波的传导途径

（一）实验目的

比较声波气传导和骨传导两条途径的听觉效果；学习临床上常用的鉴别神经性耳聋和传导性耳聋的检查方法。

（二）实验用品

实验用品：音叉（频率为 256 次/秒或 512 次/秒）、棉球。

（三）实验步骤

1. 比较同侧耳的气传导和骨传导（任内试验）

（1）受检者背对检查者而坐，检查者敲响音叉后，立即将音叉置于受检者一侧颞骨乳突处（骨传导）。当受检者表示听不见声音时，立即将音叉移至同侧的外耳道处（气传导），询问受检者能否听到声音。然后，先将敲响的音叉置于外耳道口处，当受检者听不见声音时，立即将音叉移至同侧乳突部，询问受检者能否听到声音。如气传导时间＞骨传导时间，称为任内试验阳性。

（2）用棉球塞住受检者一侧外耳门（模拟气导障碍），再重复上述实验，如气传导时间≤骨传导时间，则称为任内试验阴性。

2. 比较两耳骨传导（韦伯试验）

（1）将敲响的音叉柄置于受检者前额正中发际处，正常时两耳感受到的声音强度应相同。

（2）用棉球塞住受检者一侧耳孔，重复上述实验，此时塞棉球一侧感受到的声音强度高于对侧。

（四）注意事项

（1）室内必须保持安静，以免影响听觉效果。

（2）敲击音叉不可用力过猛，更不可在坚硬物体上敲击。

（3）音叉置于外耳道时，不要触及耳郭和头发，且应将音叉振动方向对准外耳道。

实验报告

拓展实验十 感觉器官功能实验报告

一、理论知识

二、实验目的

三、实验原理

四、实验材料

五、实验方法(步骤)

1.

注意事项:

2.

注意事项:

3.

注意事项:

4.

注意事项：

5.

注意事项：

6.

注意事项：

六、实验结果

七、实验分析

成　　绩：＿＿＿＿＿＿＿＿
教师签名：＿＿＿＿＿＿＿＿

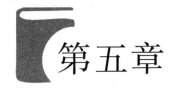

第五章

综合设计实验模块

生理学综合设计性实验的开展有利于提高学生的综合素质,培养学生的创新能力、逻辑思维能力和动手能力。本章内容分析生理学设计实验的实施过程;制定评价原则和考核标准;探索科研综合性实验,就是在实验过程中,可能要使用到多种实验技术,以达到最终的实验目的。

综合设计性实验:采用科学的逻辑思维和实验方法及技术,进行有明确目的的探索性研究。综合性实验是指实验内容涉及本课程的综合知识或其他与本课程相关课程知识的实验。设计性实验是指定实验目的、要求和条件,由学生自行设计实验方案并加以实现的实验。

这些实验不但要求学生综合多门学科的知识和各种实验原理来设计实验方案,而且要求学生能充分运用多种仪器和实验技术进行实验操作。

设计性实验一　探究血糖浓度对家兔血压的影响

在生活中我们多多少少听到有人这样说："他血压高,让他少吃点糖。"在高中或者初中是否有过这样的经历,有些学生早上没吃饭,说自己血压低、血糖低。

为调查大众对血糖与血压关系的了解程度,我们用问卷调查的方式对部分大学生进行了抽样调查。结果发现,很多大学生认为血糖低或者血糖高与血压有着直接联系,他们认为血糖高的人存在着高血压的风险,血糖低则存在着低血压的风险。实验设计者通过问卷调查的方式对不同专业的大学生进行了调查,共收获 49 份问卷。通过对问卷的分析发现,其中 93.88% 的学生认为血糖浓度对血压有影响,其中 85.71% 的学生认为高血糖会有高血压的风险,剩下的 14.29% 的学生认为不会有风险。而对另一个问题的调查却体现了不同的观点——53.06% 的学生认为低血糖会有低血压的风险,剩下的 46.94% 的学生则认为低血糖不会有低血压的风险。综上所述,设计者发现:大部分人认为血糖浓度与血压存在着确切的联系,而对血糖与血压具体有着怎样的联系并不清楚。

那么,血压与血糖之间到底是否存在关联呢? 血糖浓度是否会对血压产生影响呢? 或者血压是否会对血糖浓度产生某些影响呢?

如此便引出我们的实验:探究血糖浓度对血压的影响。

设计者自己也查询了相关的文献以及资料,并想亲自利用家兔来进行相关实验,从而探究血糖浓度对血压是否会产生影响以及产生什么样的影响。

本实验的目的在于探究血糖调节与血压调节之间的生理学联系机制。

一、实验目的

(1)了解并掌握家兔血压的直接测量法。
(2)探究血糖浓度对血压的影响。

二、实验对象

生理状态正常且其他生理指标相似的家兔 3 只。

三、实验器材与药品

哺乳类动物手术器材一套、生物信号采集处理系统、兔手术台、气管插管、动脉夹、动脉插管、铁支架、张力换能器、手术结扎用线、注射器;20%氨基甲酸乙酯溶液、0.5%肝素溶液、生理盐水、15%葡萄糖溶液。

四、实验原理

原理一:胰岛素通过使其受体自身磷酸化来发挥作用,然后活化细胞内的许多酶,包括钠钾 ATP 酶,该作用主要发生在肾脏的近曲小管和远曲小管的上皮细胞。钠钾 ATP 酶将 K^+ 泵入细胞内,将 Na^+ 泵出细胞外,维持细胞内外钠钾离子的稳定,钠钾 ATP 酶活性的升高可使 Na^+ 在血浆中潴留,血浆 Na^+ 浓度升高,可使血浆渗透压增高,造成血容量增加,引起血压升高。

原理二:胰岛素可影响许多跨膜离子交换系统,包括钠钾 ATP 酶、钠氢对向转运和钠钙交换系统,通过调节这些系统,可使细胞内 Ca^{2+} 浓度升高。胰岛素与受体结合后,受体改变构象需要钙磷离子的协同,因此造成 Ca^{2+} 的细胞内流,血管平滑肌细胞内 Ca^{2+} 水平升高,可使平滑肌收缩,从而使外周阻力增大,血压升高。

原理三:胰岛素可引起交感神经活化,使一系列物质磷酸化和去磷酸化,这一系列物质包括 cAMP 依赖型蛋白激酶、胰岛素受体酪氨酸激酶、丙酮酸激酶等,而酪氨酸羟化酶可在胰岛素的影响下发生磷酸化修饰,间接促使其活化。酪氨酸羟化酶是去甲肾上腺素合成过程中的限速酶,因而胰岛素水平的升高可使血中去甲肾上腺素水平升高,去甲肾上腺素作用于血管、心脏、肾脏,导致血压升高。

原理四:高糖可能会通过激活 RhoA/ROCK 通路及抑制 NOS 蛋白表达来产生促血管平滑肌细胞收缩效应,胰岛素均可拮抗高糖对血管平滑肌细胞 NOS、$[Ca^{2+}]$ 与钙调蛋白的影响,可能对血管具有保护作用。

原理五:交感-肾上腺系统和肾素-血管紧张素系统之间具有重要的双向性联系,交感-肾上腺系统活动增加直接刺激肾脏近球细胞,促进肾素分泌,继而引起血管紧张素Ⅱ增加,而后者又可引起去甲肾上腺素的释放增加和血管收缩。

五、实验预处理

对生理状态良好且相似的 3 只家兔分别进行编号:1 号、2 号、3 号。实验前,对 3 号提前进行饥饿处理,其他两只正常处理。注意 3 只家兔的准备,除对 3 号进行饥饿处理外,其他各项饲养条件均保持一致。

六、实验操作(3 个操作者分别对 3 只家兔进行操作)

（一）仪器装置

将动脉插管与压力换能器相连,通过三通开关用生理盐水充灌压力换能器和动脉插管,排尽压力换能器与动脉插管中的气泡,然后关闭三通开关备用。若压力换能器没有定标,则要对压力换能器定标。

（二）手术

1. 麻醉固定

将家兔称重后,从耳缘静脉远端缓慢注射 20％氨基甲酸乙酯溶液（5 mL/kg）,注射过程中注意观察动物肌张力、呼吸频率及角膜反射的变化,防止麻醉过深。待兔麻醉后,将其仰卧位四肢固定在兔手术台上,用棉线钩住兔门齿,将棉线拉紧缚于铁柱上,充分暴露颈部。

2. 手术操作

减去颈前部兔毛,沿正中线切开皮肤 5～7 cm,用止血钳纵向分离皮下组织,于正中线分开颈部肌肉,暴露气管。分离气管并插入气管插管。在气管两侧找到左、右颈总动脉鞘,分离颈总动脉周围的神经及结缔组织,使左、右颈总动脉明显暴露。

3. 动脉插管

分离左侧颈总动脉 2～3 cm（尽可能向远心端游离）,由耳缘静脉注射 0.5％肝素生理盐水 2 mL,并在动脉导管尖端注入 0.5％肝素生理盐水 0.1 mL。在左侧颈总动脉远心端穿线并结扎,近心端用动脉夹夹闭,在血管下穿线备用。用眼科剪在尽可能靠近远心端的动脉壁上剪一斜切口,向心脏方向插入已准备好的动脉插管（注意管内不应有气泡）,结扎固定。保持插管与动脉方向一致,以防刺破血管,注意插管应插到动脉管腔内,勿插入动脉壁层。压力换能器与动物心脏应保持在同一水平。

（三）仪器连接与调试

（1）仪器连接:将压力换能器与生物信号采集处理系统相连。

（2）调零、压力定标和制压:实验前,一般已调整好测量系统,实验过程中,勿轻易改动。

（四）操作、观察项目并记录

（1）分别记录三只家兔的血压情况:放开动脉夹,记录静息状态下三只家兔的动脉血压曲线(表 5-1-1)。动脉血压随心室的收缩和舒张而变化。心室收缩时血压上升,心室舒张时血压下降,这种血压随心动周期变化而发生的波动称为"一级波"(心搏波),其频率与心率一致。此外可见动脉血压亦随呼吸节律变化而变化,吸气时血压先下降,继而上升,呼气时血压先上升,继而下降。这种波动叫"二级波"(呼吸波),其频率与呼吸频率一致。有时还可见到一种低频率(几次到几十次呼吸为一个周期)的缓慢波动,称为"三级波",可能与心血管中枢的紧张性周期性变化有关。

表 5-1-1　分别记录静息状态下三只家兔的血压情况

实验组数	1 号家兔	2 号家兔	3 号家兔
静息血压			

(2)于 1 号家兔耳缘静脉注射 15% 的葡萄糖溶液 5 mL/kg,对 2 号和 3 号家兔分别按体重于耳缘静脉各注射等量的生理盐水,观察并记录血压情况(表 5-1-2)。

表 5-1-2　分别记录注射液体后三只家兔的血压情况

实验组数	1 号家兔	2 号家兔	3 号家兔
15% 葡萄糖		—	—
生理盐水	—		
注射后血压			

七、注意事项

(1)麻醉不能过量,注射不宜过快,麻醉剂注射过程中要不断观察麻醉指标并随时注意耳朵有没有充血水肿的情况。

(2)进行颈部手术时注意不要误伤动脉分支,以及要将插管固定牢固,否则会引起滑脱,造成动物大出血。

(3)注意保护好耳缘静脉。

(4)实验过程中应时刻注意动物状况和动脉插管处情况,及时发现漏血或导管内血凝块堵塞情况。

(5)调零和压力定标以后不要轻易改动生物信号采集处理系统。

八、实验数据处理与分析

九、实验结论

实验报告

设计性实验一　探究血糖浓度对家兔血压的影响实验报告

一、实验要求

二、实验目的

三、理论知识

四、实验材料

五、实验设计思路

六、实验方法和步骤

七、实验观察指标

八、实验预期结果

九、实验分析

十、实验反思

成　　绩：＿＿＿＿＿＿

教师签名：＿＿＿＿＿＿

设计性实验二 甲硝唑、碳酸氢钠对甲醇中毒的解救对比

甲醇是一种无色易挥发液体,气味与乙醇相似,可经呼吸道、消化道及皮肤进入人体,引起中毒症状。中毒剂量个体差异较大,7~8 mL 即可引起失明,30~100 mL 可至死亡。

目前,假酒的危害越来越大,而假酒的危害主要是甲醇中毒造成的。本实验针对甲醇中毒事件时有发生,但目前还没有特别有效的解毒药物这一问题,利用小白鼠建造甲醇中毒模型来研究甲硝唑及碳酸氢钠对甲醇中毒的解毒效果,并初步推测它们的解毒机制。

一、实验目的

(1)观察甲醇中毒的生理指标的变化。

(2)观察碳酸氢钠和甲硝唑对甲醇中毒的解救效果。

(3)对比甲硝唑、碳酸氢钠对甲醇中毒的解救效果。

二、实验动物

实验动物(包括动物的种类、体重、数量、性别、健康状况、提供单位等要求):健康小鼠 30 只,雌雄各半。

三、实验仪器及药品

小台秤、小烧杯、大烧杯、量筒(100 mL)、微注射器(1 mL)、研钵;蒸馏水、纯甲醇、4‰碳酸氢钠溶液、甲硝唑片、苦味酸。

四、实验设计

(一)实验前准备

将 30 只小白鼠随机分成 3 组,每组 10 只,并将甲醇稀释成 50%,乙醇稀释成 10%,甲硝唑片剂研磨成粉状,用蒸馏水配成浓度为 4×10^{-3} mg/mL,装瓶备用。

(二)实验

(1)A 组:甲硝唑组。

①先将小白鼠称重,记录重量,用苦味酸标记。

②按 0.02 mL/g 剂量于腹腔注射 4×10^{-3} mg/mL 的甲硝唑溶液,并记录给药时间。

③注射完毕后,约过 45 min 依次按号给小白鼠按 0.22 mL/10 g 剂量腹腔注射 50%甲醇溶液,注射后放回鼠笼内观察。

(2)B 组:碳酸氢钠组。

①同 A 组的①步。

②按号给小白鼠按 0.22 mL/10 g 剂量腹腔注射 50%甲醇溶液,制造甲醇中毒模型,记录注射时间。

③待中毒现象出现,马上按体重折算剂量分别给小鼠腹腔注射 4%碳酸氢钠抢救。抢救完后放回鼠笼观察。

(3)C 组:空白组。

①②步同 B 组的①②步。不予以抢救,观察现象。

五、实验观察指标

表 5-2-1 所示为实验观察指标及结果,观察指标包括呼吸变化、视力影响、活动情况、心率、肌张力、胃肠道反应。

六、实验预期结果

A 组:小鼠先出现甲醇中毒症状,给予甲硝唑抢救后,有大部分存活。

B 组:小鼠先出现甲醇中毒症状,给予碳酸氢钠抢救后,存活小部分。

C 组:小鼠先出现甲醇中毒症状,后全部死亡。

表 5-2-1　实验结果与抢救措施

组别	出现中毒症状时间	预期中毒症状	抢救措施	结果
A组	30 s～2 min	运动减少甚至消失,呼吸逐渐加快,身体颤抖,出现间歇痉挛,角膜反射基本消失,很快进入昏睡状态,呼吸逐渐减弱;解剖可见肝脏明显肿大、充血,包膜紧张,切面呈深红色至黑色,可见出血点;肺部有出血和血块出现	预先按 0.02 mL/g 剂量腹腔注射 4×10^{-3} mg/mL 的甲硝唑,中毒后给水	
B组	20 s～1 min		按体重折算剂量分别给小鼠腹腔注射碳酸氢钠抢救	
C组	20 s～1 min		无	

七、实验数据处理结果

八、实验分析

191

实验报告

设计性实验二　甲硝唑、碳酸氢钠对甲醇中毒的解救对比实验报告

一、实验要求

二、实验目的

三、理论知识

四、实验材料

五、实验设计思路

六、实验方法和步骤

七、实验观察指标

八、实验预期结果

九、实验分析

十、实验反思

成　　绩：＿＿＿＿＿＿＿

教师签名：＿＿＿＿＿＿

设计性实验三　茶叶中的咖啡因对中枢神经系统的兴奋作用

　　咖啡因(咖啡碱)对中枢神经系统具有兴奋作用,人服用小剂量(50～200 mg)即可增强大脑皮质的兴奋过程,从而振奋精神、增进思维、提高效率。研究咖啡因对抗中枢抑制状态,如严重传染病、镇静催眠药过量引起的昏睡及呼吸循环抑制等的作用,可肌内注射安钠咖(苯甲酸钠咖啡因)。此外,临床上对咖啡因的利用还有配伍麦角胺治疗偏头痛;配伍解热镇痛药治疗一般性头痛。此时,它由于能够收缩脑血管,减少脑血管搏动的幅度而具有加强以上药物止头痛的作用。人还可以通过饮茶使睡意消失,疲劳减轻,精神振奋,思维敏捷,工作效率提高。

一、实验目的

　　探究茶叶主要成分咖啡因是否能够兴奋中枢神经系统,及其兴奋中枢神经系统的效果表现。

二、实验动物

　　性别相同、体型相当的小鼠 10 只。

三、实验方法

　　提取咖啡因有很多方法,包括水提法、升华法、醇提法等。

四、实验设计

　　将小鼠随机分为甲、乙两组,每组 5 只,甲组小鼠为实验组,分别对小鼠编号 1～5;乙组小鼠作为对照组,分别编号 1～5。

　　甲组小鼠按 1 到 5 号分别灌胃 0.5 mg/kg、1 mg/kg、2 mg/kg、5 mg/kg、10 mg/kg 的咖啡因,记录给药时间。

　　乙组小鼠按 1 到 5 号分别灌胃 0.5 mg/kg、1 mg/kg、2 mg/kg、5 mg/kg、10 mg/kg

的生理盐水,记录给药时间。

五、实验观察项目

分别记录两组小鼠给药后 10 min、30 min、60 min、90 min、120 min、150 min 时的走动次数和举前肢次数,比较小鼠动物行为学指标差异。实验结果记入表 5-3-1。

表 5-3-1　小鼠咖啡因给药后实验结果

编号	给药浓度 /(mg·kg^{-1})	给药后 10 min	给药后 30 min	给药后 60 min	给药后 90 min	给药后 120 min	给药后 150 min
1	0.5						
2	1						
3	2						
4	5						
5	10						

六、实验的预期结果

(1)咖啡因对大脑皮层有兴奋作用,可使人疲劳减轻,精神振奋,思维敏捷,工作效率提高,因此咖啡和茶早就成为世界性的兴奋性饮料。在动物实验中,咖啡因可引起觉醒型脑电波,损伤其间脑与中脑后,此作用仍存在,这提示作用部位在大脑皮层。应用较大剂量时则会直接兴奋延脑呼吸中枢和血管运动中枢,使呼吸加深加快,血压升高;在呼吸中枢受抑制时,尤为明显。达中毒剂量则会兴奋脊髓,使动物发生阵挛性惊厥。

(2)小剂量的咖啡因对小鼠中枢神经系统的兴奋作用不明显,小鼠活动稍有异常。当剂量增大到 5 mg/kg 时,小鼠活动异常明显,走动次数和举前肢次数增多。但当剂量再增大到 10 mg/kg 以及更高时,小鼠则会出现躁动、不安、惊厥甚至死亡。

七、实验结果分析

实验报告

设计性实验三　茶叶中的咖啡因对中枢神经系统的兴奋作用实验报告

一、实验要求

二、实验目的

三、理论知识

四、实验材料

五、实验设计思路

六、实验方法和步骤

七、实验观察指标

八、实验预期结果

九、实验分析

十、实验反思

成　　绩：＿＿＿＿＿＿

教师签名：＿＿＿＿＿＿

设计性实验四　反射时的测定与反射弧的分析

一、实验目的

利用测定反射时的方法,了解反射弧的组成,探索中枢抑制与交互抑制现象,了解脊髓反射的功能特性。

二、实验动物和器材

虎纹蛙;常用手术器械、蛙嘴夹、秒表、注射器、支架、蛙板、小烧杯、培养皿、小滤纸片、棉花、纱布;0.5％、1％、2％硫酸溶液,2％普鲁卡因溶液,水。

三、实验方法

(1)利用神经反射的知识验证搔扒反射。
(2)利用生物信号采集系统完成神经反射的观察。

四、实验设计

(1)取一只虎纹蛙,制备脊蛙,将其腹位固定于蛙板上。剪开右侧股部皮肤,分离出坐骨神经穿线备用。

(2)取下蛙腿夹,用蛙嘴夹夹住脊蛙下颌,悬挂于支架上。将蛙右后肢的最长趾浸入0.5％硫酸溶液中2～3 mm(浸入时间最长不超过10 s),立即记下时间(以秒计算)。当出现屈反射时,则停止计时,此为屈反射时。立即用清水冲洗受刺激的皮肤并用纱布擦干。重复测定屈反射时3次,求出均值作为右后肢最长趾的反射时间。用同样方法测定左后肢最长趾的反射时间。

(3)用手术剪自右后肢最长趾基部环切皮肤,然后再用手术镊剥净长趾上的皮肤。用硫酸刺激去皮的长趾,记录结果。

(4)改换右后肢有皮肤的趾,将其浸入硫酸溶液中,测定反射时,记录结果。

（5）取一浸有 1％硫酸溶液的滤纸片，贴于蟾蜍右侧背部或腹部，记录搔扒反射时间。

（6）用一细棉条包住分离出的坐骨神经，在细棉条上滴几滴 2％普鲁卡因溶液后，每隔 2 min 重复步骤（4），记录加药时间。

（7）当屈反射刚刚不能出现时（记录时间），立即重复步骤（5）。每隔 2 min 重复一次步骤（5），直到擦或抓反射不再出现为止（记录时间）。记录加药至屈反射消失的时间及加药至擦或抓反射消失的时间，并记录反射时的变化。

（8）将左侧后肢最长趾再次浸入 0.5％硫酸溶液中（条件不变），记录反射时有无变化。毁坏脊髓后再重复实验，记录结果。

以上结果记入表 5-4-1 和表 5-4-2。

五、实验观察项目

表 5-4-1 反射时间测定

单位：s

	第一次	第二次	第三次	均值
屈反射				
抓反射				

表 5-4-2 反射弧分析

实验项目	实验现象记录
①测左、右两后肢最长趾屈反应	
②环剪右后肢最长趾基部，去趾上皮肤后测屈反应	
③测右后肢其他趾屈反应	
④测右背抓反应	
⑤右侧坐骨神经滴加普鲁卡因，加药时开始计时，每隔 2 min 重复步骤③，记录每次重复反射时的变化	
⑥屈反射不能出现时每隔 2 min 重复步骤④，记录每次重复反射时的变化	
⑦测左后肢最长趾屈反应	
⑧毁坏脊髓，重复步骤	

六、实验预期结果

七、实验结果分析

八、实验注意事项

(1)每次实验时,要使皮肤接触硫酸的面积不变,以保持相同的刺激强度,而且浸入时间最长不超过 10 s。

(2)每次用硫酸刺激后,均应迅速用水洗去蛙趾皮肤上的硫酸,以免皮肤受伤。洗后应沾干水渍,防止再刺激时硫酸被稀释。

(3)冲洗时要避免影响麻醉的神经。

实验报告

设计性实验四　反射时的测定与反射弧的分析实验报告

一、实验要求

二、实验目的

三、理论知识

四、实验材料

五、实验设计思路

六、实验方法和步骤

七、实验观察指标

八、实验预期结果

九、实验分析

十、实验反思

以实验结果为根据,以严密的逻辑推理方式说明反射弧的几个组成部分。

成　　绩:＿＿＿＿＿＿

教师签名:＿＿＿＿＿＿

设计性实验五　不同因子对肠道平滑肌生理特性的影响

一、实验目的

取离体兔肠段置于台氏液中,用计算机采集系统扫描其收缩曲线,滴加不同的因子,观察它们对离体肠段平滑肌收缩的影响。通过这种观察,学习离体肠段平滑肌的实验方法,分析酸和碱环境下以及不同中药试剂下消化管的收缩作用。

二、实验试剂配制

1000 mL 台氏液:NaCl 8.0 g、KCl 0.2 g、10% $MgCl_2$ 0.1 g、NaH_2PO_2 0.05 g、$NaHCO_3$ 1.0 g、$CaCl_2$ 0.2 g、葡萄糖 1.0 g,蒸馏水加至 1000 mL。

配制 pH 分别为 6.0、7.0、8.0 的试剂,以盐酸和氢氧化钠为原料;分别准备好 10 mL 的王老吉、菊花茶、凉茶王、藿香正气水。

三、实验动物和器材

家兔两只、计算机 BL-310 生物机能系统、HU-I 型张力换能器、麦氏浴槽、恒温水浴锅、温度计、手术器械、注射器、缝针、大小烧杯、滴管、丝线。

四、实验设计

(1)如图 5-5-1 所示装好实验装置,麦氏浴槽外的水浴温度为 37 ℃,浴槽内调温至 (37 ± 0.5)℃。

(2)制备离体兔肠段:由兔耳缘静脉注射乌拉坦,致其昏迷后立即剖开腹腔,找到胃幽门与十二指肠交界处。在十二指肠起始端结扎一线,剪取十二指肠、空肠,放入冷台氏液内。先用 20 mL 注射器冲洗肠内容物,冲洗干净后将其剪成若干约 1.5 cm 长的小肠段(每一实验小组一段)。在其两端结扎,一端做一短线环固定在通气的 L 管下方或浴皿内,另一端扎线与张力传感器相连。将肠段完全浸浴在调好温度的麦氏浴槽中,并调整

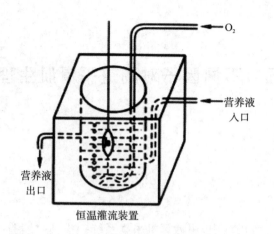

图 5-5-1　恒温灌流实验装置

好台氏液充气量(小气泡接连不断)。游离及取出肠段时,动作要快,取兔肠及兔肠穿线时,尽可能不用金属及手指触及。为保持离体肠段的活性,可先预冷充氧的营养液,游离肠段及穿线在预冷的营养液中进行。

（3）开启计算机采集系统,接通与张力传感器相连的通道。固定 L 管并调节结扎线与张力传感器,使肠段运动自如又能牵动传感器(注意:结扎线不可贴壁或过紧、过松)。实验项目为肠道平滑肌生理特性的不同影响因素。调节增益与扫描速度,使肠段的运动曲线清晰地显示在显示器上并记录肠段活动曲线。

五、实验观察指标

（1）观察并记录正常曲线变化(表 5-5-1)。

（2）加入 1 滴或 2 滴 pH 为 6.0 的溶液,观察并记录曲线变化。当出现明显变化后,立即用新鲜 37 ℃台氏液冲洗,待其恢复正常。

（3）加入 1 滴或 2 滴 pH 为 8.0 的溶液,观察并记录曲线变化。当出现明显变化后,立即用新鲜 37 ℃台氏液冲洗,待其恢复正常。

（4）加入 10 mL 王老吉,观察并记录曲线变化。观察结束后,立即用新鲜 37 ℃台式液冲洗,待其恢复正常。

（5）加入 10 mL 菊花茶,观察并记录曲线变化。观察结束后,立即用新鲜 37 ℃台式液冲洗,待其恢复正常。

（6）加入 10 mL 凉茶王,观察并记录曲线变化。观察结束后,立即用新鲜 37 ℃台式液冲洗,待其恢复正常。

（7）加入 10 mL 藿香正气水,观察并记录曲线变化。观察结束后,立即用新鲜 37 ℃台式液冲洗,待其恢复正常。

六、实验结果

表 5-5-1 肠道平滑肌生理特性的影响因素实验结果

实验号	所添加试剂	实验结果平滑肌收缩曲线	结果分析
1	正常		
2	pH 6.0		
3	pH 8.0		
4	王老吉		
5	菊花茶		
6	凉茶王		
7	藿香正气水		

七、实验结论

八、实验预期结果

(1)pH 的影响:在浴槽中加入盐酸溶液后,离体肠管活动减弱,描计曲线出现收缩幅度降低,频率变慢。这是由于细胞外氢离子升高,钙离子通道的活性受到抑制,使得钙离子内流减少。氢离子升高能干扰肌肉的代谢和肌丝滑行的生化过程,氢离子能与钙离子竞争钙调蛋白的结合位点从而使肌球蛋白 ATP 酶活性降低,使肌原纤维对钙离子的敏感性和钙离子从肌质网的释放减少。

(2)中药试剂的影响:在浴槽中加入中药溶液后,离体肠管活动减弱,描计曲线出现收缩幅度降低,频率减慢。这是由于平滑肌具有自主收缩的特性,该特性由慢波电信号介导。当这种慢波传导到平滑肌细胞时,会使细胞去极化,激活膜上的钙离子通道,使钙离子内流,最终导致自主收缩。但是中药试剂能抑制这种自主收缩,说明中药试剂能间接或者直接地影响平滑肌的自主收缩。

实验报告

设计性实验五　不同因子对肠道平滑肌生理特性的 影响实验报告

一、实验要求

二、实验目的

三、理论知识

四、实验材料

五、实验设计思路

六、实验方法和步骤

七、实验观察指标

八、实验预期结果

九、实验分析

十、实验反思

成　　绩：＿＿＿＿＿＿

教师签名：＿＿＿＿＿＿

设计性实验六　不同 pH 值对牛蛙离体心脏收缩活动的影响

生理状态下,血液 pH 值保持在 7.35～7.45,这是保证细胞进行正常代谢和机能活动的基本条件。在生命活动的过程中,体内不断生成酸性或碱性产物,机体通过多方面的调解活动,使血液 pH 值保持在正常范围内。然而,机体酸碱调节失衡则会导致体内酸中毒或碱中毒,对机体造成影响。心脏直接与血液接触,心肌细胞的收缩活动容易受血液 pH 值的影响。本实验通过用不同 pH 值的灌流液灌流牛蛙离体心脏,观察其对心脏某些功能的影响,来揭示酸碱度与心脏收缩活动的关系。用离体牛蛙心脏,排除了在体时的神经体液干扰,故实验结果更为可靠。

一、实验目的

本实验主要采用斯氏蛙心插管法,在保持灌流液高度恒定的情况下,分别以不同 pH 值的溶液对牛蛙离体心脏进行灌流,探讨不同 pH 对离体心脏活动的影响,以揭示酸碱度与心脏收缩活动的关系。

二、实验材料

(1)实验仪器:RM6240D 型生物信号采集处理系统、张力换能器、pH 酸度计。

(2)常用器械:蛙板或蜡盘、蛙心夹、蛙心套管、滴管、培养皿或小烧杯、玻璃板、容量瓶、移液管、量筒、污物缸、纱布、棉线、常用手术器械。

(3)药品:任氏液、HCl 溶液、NaOH 溶液。

(4)实验动物:牛蛙 2～4 只(雌雄不限)。

三、实验步骤与方法

(1)任氏液配制:母液及容量成分包括 NaCl、KCl、$CaCl_2$、NaH_2PO_4、$NaHCO_3$、葡萄糖、蒸馏水。任氏液的配制方法:一般先将各成分分别配制成一定浓度的母液,而后按所要的容量混合。需要注意的是,$CaCl_2$ 应在其他母液混合并加入蒸馏水后,再边搅拌边加入,以防钙盐生成。另外,葡萄糖应在用前临时加入,否则不宜久置。两栖类的 pH 为 6.5～7.0。

(2)不同 pH 浓度的任氏液配制:将电极上多余的水珠吸干或用被测溶液冲洗两次,然后将电极浸入被测溶液中,并轻轻转动小烧杯,使溶液均匀接触电极。校整零位,按下读数开关,指针所指的数值即待测溶液的 pH 值,若 pH 值在 0~7 的量程范围内测量时指针读数超过刻度,则应该将量程开关置于 pH 值在 7~14 处再测量。测量完毕,放开读数开关后,指针必须指在 pH 值处,否则重新调整。关闭电源,冲洗电极,并按照前述方法浸泡。将配制好的任氏液用酸度计精确标定,pH 值分别为 4.0、5.0、6.0、7.0、8.0、9.0,并密封于瓶内。

(3)离体心脏的制备:于静脉窦下方剪断有牵连的组织,仅保留静脉窦与心脏的联系,使心脏离体(切勿损伤静脉窦)。保持套管内液面高度一致(1.5~2 cm)。

(4)仪器准备:打开 RM6240 生物信号采集与处理系统(多道生理信号采集处理系统要先预热 20 min),接通张力换能器输入通道。从显示器的"设置"菜单,弹出"设计实验标记"对话框,选择"蛙心灌流"后,再从"实验项目"的"循环实验"中,选定"蛙心灌流"实验,系统进入该实验信号记录状态。

(5)将蛙心插管固定在铁支架上。

(6)灌流牛蛙离体心脏。

(7)观察指标,描记心动曲线,记录心率和心脏舒张状态,运用 DPS 软件进行数据处理和数据分析。

①在蛙心套管中添加 2 mL 任氏液,标记好液面,观察心搏变化,待曲线走了一段后,保存稳定正常的曲线。

②吸去套管中的任氏液,用 2 mL 已配制好的 pH 值为 6 的溶液灌流离体牛蛙心脏,观察心搏变化。待曲线出现明显变化时,立即吸取套管中的灌流液,并用新鲜任氏液清洗两三次,待心搏恢复正常(换液时注意不要碰到套管,以免影响描记曲线的基线)。

③吸去套管中的任氏液,用 2 mL pH 值为 5 的溶液灌流离体心脏,观察心搏曲线的频率和振幅变化。当曲线出现明显变化时,立即吸去套管中的灌流液,迅速用新鲜任氏液清洗两三次,待心搏恢复正常。

④同法向套管内加入 2 mL pH 值为 4 的溶液,观察并记录心搏曲线的变化。当出现明显的变化时,立即更换任氏液,待心搏恢复正常(如果恢复迟缓,可多次冲洗)。

⑤同法记录套管中分别加入 2 mL pH 值为 8、9、10 的灌流液后心搏曲线的变化。

四、预期实验结果

五、实验结果分析

六、实验注意事项

(1)制备离体心脏标本时,勿伤及静脉窦。

(2)蛙心夹应在心室舒张期一次性夹住心尖,避免因夹伤心脏而导致漏液。

(3)进行每一观察项目前都应先描记一段正常曲线,然后再加药并记录其效应。加药时应在心跳曲线上予以标记,以便观察分析。

(4)各种滴管应分开,不可混用。

(5)在实验过程中,插管内灌流液面高度应保持恒定;仪器的各种参数一经调好,应不再变动。

(6)给药后若效果不明显,可再适量滴加,并密切注意药物剂量添加后的实验结果。给药量必须适度,加药出现变化后,就应立即更换任氏液,否则会造成不可挽回的后果,尤其是 K^+、H^+,稍有过量,即可导致难以恢复的心脏停搏。

(7)标本制备好后,若心脏功能状态不好(不搏动),可向插管内滴加 1 滴或 2 滴 2% $CaCl_2$ 溶液或 1：10000 肾上腺素溶液,以促进(起动)心脏搏动。在实验程序安排上也可考虑将促进和抑制心脏搏动的药物交换使用。

(8)谨防灌流液沿丝线流入张力传感器内而损坏其电子元件。

七、实验中遇到的问题与解释

(1)插管插入后,管中的液面不能随心脏搏动而波动,应保持波动幅度不大,以免影响结果的观察。

①插管插到了主动脉的螺旋瓣中,未进入心室。

②插管插到了主动脉壁肌肉和结缔组织的夹层中。

③插管尖端抵触到心室壁。

④插管尖端被血凝块堵塞。

(2)插管后,心脏不跳动。

①心室或静脉窦受损。

②插管尖端深入心室太多;或尖端太粗,心脏太小(鱼类容易出现)影响到心室的收缩。

③心脏机能状态不好。

(3)pH 影响:人工生理盐水中,pH 一般要求为中性,对于哺乳动物心脏冠状动脉,酸性生理盐水可使平滑肌松弛;碱性生理盐水则可使节律加快,振幅缩小。

设计性实验六　不同 pH 值对牛蛙离体心脏收缩活动的影响实验报告

一、实验要求

二、实验目的

三、理论知识

四、实验材料

五、实验设计思路

六、实验方法和步骤

七、实验观察指标

八、实验预期结果

九、实验分析

十、实验反思

成　　绩：＿＿＿＿＿＿

教师签名：＿＿＿＿＿

设计性实验七　不同浓度的钾离子对神经干动作电位传导速度的影响

一、实验目的

测定并观察不同浓度的钾离子对神经干动作电位传导速度的影响。

二、实验原理

(1)兴奋在神经干上的传导有一定的速度,且可以受到细胞外液中钾离子的影响,而动作电位去极化的速度是影响动作电位传导速度的重要因素且受膜电位的影响。

(2)细胞的静息电位约等于细胞外液钾离子的平衡电位,所以钾离子浓度的变化可影响静息电位。

(3)用不同浓度的钾离子处理神经干并测出其传导速度,与正常情况下做比较可得出不同浓度钾离子对传导速度的影响。

三、实验药品与器材

(1)药品:NaCl,KCl(0.002 mol/L、0.001 mol/L、0.0015 mol/L、0.0025 mol/L、0.003 mol/L),任氏液。

(2)器材:蛙类手术器械一套、生物信号采集处理系统、神经标本屏蔽盒、滤纸片、丝线、培养皿。

四、实验动物

实验动物:蟾蜍。

五、实验步骤

(一)试剂配制

1. 对照组

S 组：任氏液。

2. 实验组

A 组：0.001 mol/L KCl＋任氏液。

B 组：0.0015 mol/L KCl＋任氏液。

C 组：0.0025 mol/L KCl＋任氏液。

D 组：0.003 mol/L KCl＋任氏液。

(二)蟾蜍神经干标本制备及处理

(1)取 10 只体重大小相近的健康蟾蜍,用水冲洗干净备用。

①破坏脑脊髓。

②去除躯干上部及内脏。

③剥皮,清洁器具,分离两腿。

④制备坐骨神经腓神经标本。

(2)将 20 个坐骨神经腓神经标本随机平均分为 a～e 共 5 组,每组内随机从 1～4 编号。将每组坐骨神经标本分别放入 S 组、A 组、B 组、C 组、D 组试剂中。

(三)仪器标本连接

(1)将神经干屏蔽盒上的两对记录电极的引导线输入计算机上的 1 通道和 2 通道。

(2)打开电源→启动 BL-420 生物机能实验系统→弹出 BL-420 菜单条→单击实验项目→选择肌肉神经系统实验→神经干兴奋传导速度测定。

(四)速度测定及数据处理

(1)测量 S 组中 4 条神经干的动作电位传导速度并求平均值,结果即 S 组的原始速度 V0,并记录。

(2)将 S 组放回标准任氏液中,重复此方法依次测出 A～D 组的速度 V1～V4,记录数据。

(3)比较 V0～V4 大小关系与其钾离子浓度高低之间的联系。

六、实验预期结果

(1)实验数据表明标准任氏液中的 S 组前后速度基本不变,而降低钾离子浓度处理后的 A 组、B 组速度加快,并且浓度越低,速度越快。

(2)高浓度钾离子任氏液处理后的 C 组、D 组速度减慢,且浓度越高,速度越慢。

(3)溶液中钾离子浓度高达一定值时则不再传播动作电位。

七、实验结果

八、实验注意事项

(1)实验蟾蜍坐骨神经腓神经干标本制作应足够长。

(2)分离过程中避免污染神经干,保持神经干的兴奋性。

(3)测量动作电位传导速度时应尽量减小误差。

实验报告

设计性实验七　不同浓度的钾离子对神经干动作电位传导速度的影响实验报告

一、实验要求

二、实验目的

三、理论知识

四、实验材料

五、实验设计思路

六、实验方法和步骤

七、实验观察指标

八、实验预期结果

九、实验分析

十、实验反思

成　　绩：＿＿＿＿＿＿＿

教师签名：＿＿＿＿＿＿＿

设计性实验八　乙酰胆碱对鲫鱼离体肠平滑肌的作用

在生理学实验中,让学生自主设计实验项目,收集资料完成实验并完成实验报告,有利于学生及时掌握生理学实验的基本内容,旨在培养和提高学生观察、分析、综合、独立思考和解决问题的思维能力。促胃肠动力药包括很多种类,这些药物有着不同受体类型和化学结构以及作用机制,对从食管到结肠的胃肠道不同部位有着不同程度的促动力作用。这类药物对胃肠道作用机制的研究包括:胆碱能机制、肾上腺能机制、抗多巴胺和抗胆碱酯酶机制、神经体液机制等。本实验重在探索通过离体器官实验,建立方法研究药物对 M 胆碱受体的激动作用和竞争性拮抗作用。M 胆碱受体激活剂乙酰胆碱能剂量依赖性地激动肠管平滑肌上的 M 胆碱受体,产生平滑肌收缩效应,M 胆碱受体抑制剂阿托品可竞争性地拮抗乙酰胆碱对 M 胆碱受体的激动作用。

一、实验目的

(1)通过向离体小肠滴加不同浓度的乙酰胆碱和阿托品来观察小肠平滑肌的收缩曲线变化,从而探究乙酰胆碱和阿托品对小肠平滑肌的作用。

(2)通过生物信号采集系统对鲫鱼收缩曲线进行记录。

二、实验研究对象

鲫鱼:鲤形目,鲤科,鲫属,是一种主要以植物为食的杂食性鱼,喜群集而行,择食而居。鲫鱼分布广泛,全国各地水域常年均有生产,以 2～4 月份和 8～12 月份的鲫鱼最为肥美,为我国重要食用鱼类之一。

三、实验药品及设备

(一)试剂和药品

(1)乙酰胆碱(mol/L):1∶32000、1∶16000、1∶8000、1∶4000、1∶2000、1∶1000。

(2)阿托品:3×10^{-7} mol/L。

(3)Jaeger 液：NaCl 6.0 g、KCl 0.12 g、CaCl$_2$ 0.14 g、NaHCO$_3$ 0.2 g、NaH$_2$PO$_4$ 0.01 g、葡萄糖 2.0 g，蒸馏水加至 1000 mL，pH 7.2。

（二）装置和器材

恒温平滑肌浴槽、计算机生物信号采集系统、万能支架、加液器、纱布、张力换能器、鱼类手术器械一套。

四、实验方法及步骤

（一）离体肠肌的制备

猛击鲫鱼头部至昏，立即剖开腹腔，自幽门下 5 cm 剪取空肠和回肠上段，迅速置于 Jaeger 液中。小心剪去肠系膜，用吸管吸取 Jaeger 液缓慢冲洗肠内容物；将空肠段分割成 2 cm 的小段备用，用棉线结扎肠段两端，作为固定肠肌之用。

（二）实验装置

将制成的标本一端结扎线连于浴槽内的标本固定钩上，另一端连接于张力换能器的应变片上，并与生物信号采集系统的刺激器输出相连，浴池内放 20 mL Jaeger 液。适当调节换能器的高度，使其与标本间的松紧度合适。将肠段完全浸浴在调好温度的浴槽中，并调整好 Jaeger 充气量（小气泡接连不断）。

（三）开启计算机采集系统

接通与张力传感器相连的通道，固定 L 管并调节结扎线与张力传感器，使肠段运动自如又能牵动传感器（注意：结扎线不可贴壁或过紧、过松）。调节增益与扫描速度，使肠段的运动曲线清晰地显示在显示器上并记录肠段活动曲线。

五、实验观察内容

（1）记录对照肠段运动曲线后，加入 2 滴乙酰胆碱（1∶32000）溶液，观察并记录曲线变化，记录完毕后，用干净的 Jaeger 液冲洗至收缩曲线恢复正常。以后按照此步骤，依次加入 2 滴浓度分别为 1∶16000、1∶8000、1∶4000、1∶2000、1∶1000 的乙酰胆碱溶液，分别记录下对照与变化曲线，观察不同浓度乙酰胆碱对鲫鱼小肠平滑肌收缩的影响。

（2）在浴槽中加入 0.2 mL 3×10^{-7} mol/L 阿托品培育 15 min，再加入浓度为 1∶8000 的乙酰胆碱溶液，记录曲线；用任氏液清洗至曲线恢复正常后同时加入 0.2 mL

阿托品和 2 滴浓度为 1∶8000 的乙酰胆碱溶液，记录下曲线；用 Jaeger 液清洗至曲线恢复正常后先加入 2 滴浓度为 1∶8000 的乙酰胆碱溶液，5 min 后加入 0.2 mL 阿托品并记录下曲线。观察不同顺序加入阿托品与乙酰胆碱对小肠平滑肌收缩的相互作用。

六、实验设计

七、实验预期结果及分析

实验报告

设计性实验八　乙酰胆碱对鲫鱼离体肠平滑肌的作用实验报告

一、实验要求

二、实验目的

三、理论知识

四、实验材料

五、实验设计思路

六、实验方法和步骤

七、实验观察指标

八、实验预期结果

九、实验分析

十、实验反思

成　　绩：＿＿＿＿＿＿＿

教师签名：＿＿＿＿＿＿

设计性实验九　筒箭毒碱对神经-肌肉接头处的兴奋传递的影响

一、实验相关资料

(一)普鲁卡因用法用量

(1)局部浸润麻醉常用 0.25％～1％普鲁卡因溶液。

(2)神经阻滞麻醉常用 1.5％～2％普鲁卡因溶液,成人一次最大量为 1 g。

(3)脊麻常用 3％～5％普鲁卡因溶液,常规用量一般不超过 150 mg。

(4)全麻辅助:一般用 1％溶液静脉滴注。

(5)筒箭毒碱虽然是剧毒,却会被消化道中的消化液分解成无毒的物质,所以服用不会使人中毒。但是若人的口腔、咽、食道或胃等消化道有伤口的话,服用就有中毒的危险了。

(6)神经阻滞麻醉(conduction anaesthesia):将局部麻醉剂注射到外周神经干附近,通过阻断神经冲动的传导,使该神经所支配的区域麻醉。常用的局部麻醉剂为普如卡因(procaine)、利多卡因(lidocaine)、丁哌卡因(bupivacaine)。

(二)实验对象的选择

在进行神经肌肉接头处阻断药试验研究时,动物品种的选择是十分重要的,因神经肌肉接头处阻断药的效应有明显的动物种属差异,只有选用在反应性质和程度与人相似的动物进行实验,所得结果对临床用药才有较高的参考价值。

不同种动物对同一种神经肌肉接点阻滞药的反应不同,如猫、狗、兔、大白鼠对十烃季铵和筒箭毒碱的敏感性各不相同。不同种属动物对神经肌肉接点阻断药反应的差异不仅表现在作用强度上,还反映在作用性质上,如猫对琥珀酰胆碱、十烃季铵的反应与人近似,呈单纯去极化型阻断作用,而兔、豚鼠、大白鼠常表现为双相阻断作用。鸡对十烃季铵特别敏感,大白鼠对筒箭毒碱敏感,人对十烃季铵与筒箭毒碱的反应介于猫和狗之间而与猫近似。所以,蛙、兔、小鸡、小白鼠等动物在神经肌肉接点阻断药的试验研究上各有应用价值,如蛙可用于观察肉毒碱对神经肌肉接头处兴奋传递的影响;小鸡可用于区别去极化型阻断药与非去极化型阻断药;兔子可用于观察神经肌肉接点阻断药的效应和鉴定其效价；小白鼠可用于神经肌肉接点阻断药的初筛，但以猫对神经肌肉接点阻断药的反应与人最近似，故猫是必不可少的试验动物，但也不是一切试验均需要在猫身上进行。

（三）翻正反射

翻正反射（righting reflex）亦称复位反射，一般指动物处于异常体位时所产生的恢复正常体位的反射，这在高等脊椎动物的猫中表现得最为明显，而且对其也进行了很多研究工作。动物首先是头部恢复正常位置，这是由迷路反射而引起的，反射中枢在中脑。这时躯干如果依然处于不正位置，就会发生颈肌扭曲，于是其肌梭的刺激就发出使躯干部恢复正位的第二反射（中枢分布在中脑或胸部脊髓中）。此外，一般也与体肌梭感受引起反射（中枢在中脑），或与视觉性反射有关，也受皮肤的接触刺激影响。在去大脑僵直时，这些反射全都消失。在各种无脊椎动物中，已知许多的翻正运动是单纯的反射行为，例如在海星的翻身中，由于失去了对管足的接触刺激，便发出全管足的试探运动，这样偶然地使最初与底面接触的腕成为先导腕，从而逐渐地完成反转。这时与重力感觉无关，但食道神经环对各独立腕的反应具有协调的作用。与此相反，水母类、蜗虫类、卷贝类等的平衡胞，昆虫类等的足肌牵张感受器被认为与发出翻正反射有关。翻正反射可用于检验麻醉程度，若翻正反射消失，则证明麻醉成功。

二、实验相关理论知识

（一）神经-肌肉接头处的结构

在神经末梢中含有大量直径约 50 nm 的囊泡，称为接头小泡，一个囊泡内约含有1 万个乙酰胆碱分子。骨骼肌的神经-肌肉接头是由接头前膜、接头间隙、接头后膜（运动终板）三部分组成。接头前膜是运动神经末梢嵌入肌细胞膜的部位，因此，接头前膜是神经轴突的细胞膜；接头后膜，又称终板膜，是与接头前膜相对应的肌细胞膜。它较一般的细胞膜厚，并有规律地向细胞内凹陷，形成很多皱褶，增加与接头前膜的接触，有利于兴奋的传递。在接头后膜上有与 ACh 特异结合的 N_2 型乙酰胆碱受体，它们集中分布于皱褶开口处，是化学门控通道的一部分，属于阳离子通道耦联受体。在终板膜表面还分布有胆碱酯酶，它可将 ACh 分解为胆碱和乙酸。接头前膜与后膜之间并不直接接触，而是被充满了细胞外液的接头间隙隔开，间隔约 50 nm，其中尚含成分不明的基质。

（二）神经-肌肉接头处的兴奋传递过程

从神经传来的兴奋，通过神经-肌肉接头传递给肌纤维膜，是以化学递质乙酰胆碱为中介进行的,其全过程可分为:①接头前过程;②神经递质在间隙扩散;③接头后过程。

(三)神经-肌肉接头处的兴奋传递特征

(1)化学性传递:神经-肌肉接头处的兴奋传递是通过神经末梢释放 ACh 这种化学递质进行的。

(2)单向性传递:兴奋只能由运动神经末梢传向肌肉,不能做相反方向的传递。这是由神经-肌肉接头处的结构特点决定的。

(3)时间延搁:兴奋通过一个神经-肌肉接头,一般至少需要 $0.5\sim1.0$ ms,而接头间隙只有 50 nm。

(4)易受药物或其他环境因素的影响:细胞外液的碱度、温度的改变和药物或其他体液性物质的作用等都可以影响神经-肌肉接头处的兴奋传递。

(四)神经肌肉接头处的兴奋传递影响因素

(1)Ca^{2+}:Ca^{2+} 是兴奋-分泌耦联物质,在一定离子浓度范围内,ACh 的释放随着 Ca^{2+} 浓度的增高而增多。Mg^{2+} 可拮抗 Ca^{2+} 的作用,使 ACh 的释放量减少。

(2)筒箭毒碱:筒箭毒碱能与终板上的 ACh 受体结合,形成无活性的复合物,而这种复合物是不能完全与 ACh 相结合的。因为筒箭毒碱和 ACh 争夺受体,所以筒箭毒碱引起的阻滞为竞争性阻滞或非除极性阻滞。它的阻滞作用可用抗胆碱酯酶物质来缓解。重症肌无力患者的某些横纹肌非常容易疲劳,并发生暂时瘫痪。重症肌无力传递阻滞的原因,可能是终板膜上 ACh 受体比正常少。抗胆碱酯酶药物能迅速改善患者的肌力。

(3)抗胆碱酯酶药物:如毒扁豆碱、新斯的明等,可与 ACh 酶相结合,使 ACh 酶失去作用而不能分解 ACh。有机磷农药及一些神经毒剂能抑制 AChE 的活性,也可产生传递阻滞作用。碘解磷定能使抑制的 ACh 酶恢复活性,所以是解毒有机磷中毒的有效药物之一。

三、实验假设

筒箭毒碱能与乙酰胆碱竞争神经-肌肉接头处的 N、M 型受体,使肌肉松弛。

四、实验目的

探索筒箭毒碱对神经-肌肉接头处兴奋传递的影响及其相关机制;观察筒箭毒碱的肌松作用,分析其作用特点;了解新斯的明对抗筒箭毒碱的作用。

五、实验对象

大白鼠,体重 250 g 以上。

六、实验器材与药品

Powerlab 一套(主机、刺激器、张力换能器),手术器械一套,小动物人工呼吸机,气管插管,棉线,大头针,铁架台,注射器,0.001％筒箭毒碱,0.005％新斯的明,25％乌拉坦,1.5％普鲁卡因,生理盐水。

七、实验方法与步骤

(1)大鼠称重,麻醉:25％乌拉坦腹腔注射,剂量 0.5 mL/100 g。然后将其仰卧位固定于鼠手术床上,分离气管及颈外静脉,分别插入气管插管和静脉插管,准备好人工呼吸机。数分钟后翻正反射消失,即可进行实验。

(2)分离坐骨神经:在髋关节后,坐骨结节内凹陷处切开皮肤,钝性分离肌肉,暴露一段坐骨神经,用浸有 1.5％普鲁卡因的棉线围绕坐骨神经打一个结,在坐骨神经干上做传导阻滞麻醉,排除下行干扰。

(3)分离腓神经:在外侧剪开皮肤,钝性分离肌肉组织,分离腓神经,神经穿线备用。

(4)分离胫前肌:将大鼠两前肢固定在手术台上(仰卧),从后置踝关节正前方向剪开小腿皮肤,剪断踝关节前部韧带,分离胫前肌肌腱,沿胫骨分离胫前肌(注意不要损伤血管),在踝部的胫前肌肌腱处扎线,于结扎线远端切断肌腱。

(5)安装并设定 powerlab 记录肌张力的 Chart 设置文件;设定刺激器参数。

(6)连接仪器:手术操作完成后,将胫前肌与 powerlab 的张力换能器相连接,腓神经处安放刺激电极。最适负荷设定为 10 g 左右。稳定一段时间后,于给药前记录一段正常的肌肉收缩曲线。

(7)缓慢静脉注射 0.001％筒箭毒碱,剂量 0.1 mL/100 g,从仪器上观察肌肉收缩曲线的变化情况。

(8)待肌肉收缩曲线再次稳定或完全消失后,停止刺激,同时缓慢静脉注射 0.005％新斯的明,剂量 0.15 mL/100 g,观察肌肉收缩曲线的变化情况。

八、实验设计

九、实验预期结果

十、实验分析

实验报告

设计性实验九　筒箭毒碱对神经-肌肉接头处的兴奋传递的影响实验报告

一、实验要求

二、实验目的

三、理论知识

四、实验材料

五、实验设计思路

六、实验方法和步骤

七、实验观察指标

八、实验预期结果

九、实验分析

十、实验反思

成　　绩：_____

教师签名：_____

设计性实验十　静脉注射和口服等量生理盐水对小白鼠尿量的影响

　　生理盐水对尿液的影响：增加了血液中水的含量，冲淡了血液，增加了人体的排尿量。肾脏通过生成尿液来维持体内水的平衡。尿的生成来源于血浆，通过肾小球的滤过、肾小管的吸收、肾小管的排出和分泌这三个过程来完成。在这三个过程中，除了生成尿液外，肾脏同时根据体内水分的多少对尿量进行调节，从而保持水的平衡，维持人的正常生活。

一、实验目的

　　通过对小白鼠注射和使其口服等量生理盐水，了解尿液生成过程，进一步熟悉掌握肾小管的功能。

二、实验材料

　　小白鼠数只、生理盐水 200 mL、25％氨基甲酸乙酯溶液、纱布、棉线、注射器、试管、试管夹等。

三、实验方法与步骤

　　(1)小白鼠抓取、称重、麻醉：抓取 3 只体型相近、健康指数大致一致的小白鼠称重，然后用25％氨基甲酸乙酯溶液(按1 g/kg 或 4 mL/kg 用量)，从耳缘静脉注入，小白鼠麻醉成功后，使其仰卧并用绳将其固定在兔台上备用，标号、记录数据。

　　(2)分别对上述 3 只小白鼠进行注射、口服 30 mL 等量生理盐水和空白对照处理。

　　(3)在膀胱底部找到并分离两侧输尿管，在输尿管靠近膀胱处用细线结扎，另穿一细线打松结备用，略等片刻，待输尿管充盈后，提起结扎细线，在管壁上用眼科剪剪一小斜口，从斜口向肾脏方向插入口径适当的预先充满生理盐水的输尿管插管，结扎固定，用试管收集尿液。

　　(4)3 h 后，每隔半小时，观察小白鼠的尿量变化(滴/分)，做好记录，并绘制成曲线图观察。

四、实验设计

五、实验预期结果

六、实验结果分析

七、实验注意事项

(1)实验前给小白鼠多喂些食物,或用导尿管向小白鼠胃中灌入 40～50 mL 清水,以增加其基础尿流量。

(2)实验中需多次进行耳缘静脉注射,注射时应从耳缘静脉远端开始,逐步移近耳根。手术的创口不宜过大,防止动物的体温下降,影响实验。

(3)输尿管手术的难度较大,应注意防止导管被血凝块堵塞,或被扭曲而阻断尿液的流通。

实验报告

设计性实验十　静脉注射和口服等量生理盐水对小白鼠尿量的影响实验报告

一、实验要求

二、实验目的

三、理论知识

四、实验材料

五、实验设计思路

六、实验方法和步骤

七、实验观察指标

八、实验预期结果

九、实验分析

十、实验反思

成　　绩：＿＿＿＿＿＿＿

教师签名：＿＿＿＿＿＿

参考文献

[1]陈克敏.实验生理科学教程[M].北京:科学出版社,2001.

[2]陆源,况炜,张红.机能学实验教程[M].北京:科学出版社,2005.

[3]朱大年.生理学[M].7版.北京:人民卫生出版社,2010.

[4]刘永年.医学机能学实验教程[M].北京:北京大学医学出版社,2008.

[5]金春华.机能实验学[M].北京:科学出版社,2006.

[6]朱自振.茶史初探[M].北京:中国农业出版社,1996.

[7]宛晓春.茶叶生物化学[M].3版.北京:中国农业出版社,2003.

[8]沈强,孔维婷,于洋,等.国内外茶叶咖啡碱研究进展[J].中国茶叶,2010(01):15-17.

[9]李德才,雷辉,何晓玉.胰岛素抵抗在原发性高血压发病机制中的作用[J].中华现代内科学杂志,2010(09).

[10]徐景达.有机化学[M].4版.北京:人民卫生出版社,2000.

[11]杨秀平,肖向红.动物生理学实验[M].北京:高等教育出版社,2009.

[12]杨秀平.动物生理学[M].北京:高等教育出版社,2002.